糖尿病患者のための
カーボカウント
完全ガイド

坂根直樹・佐野喜子　監訳

Complete Guide to Carb Counting
2nd edition
Hope S. Warshaw, MMSc, RD, CDE, BC-ADM
Karmeen Kulkarni, MS, RD, CDE, BC-ADM

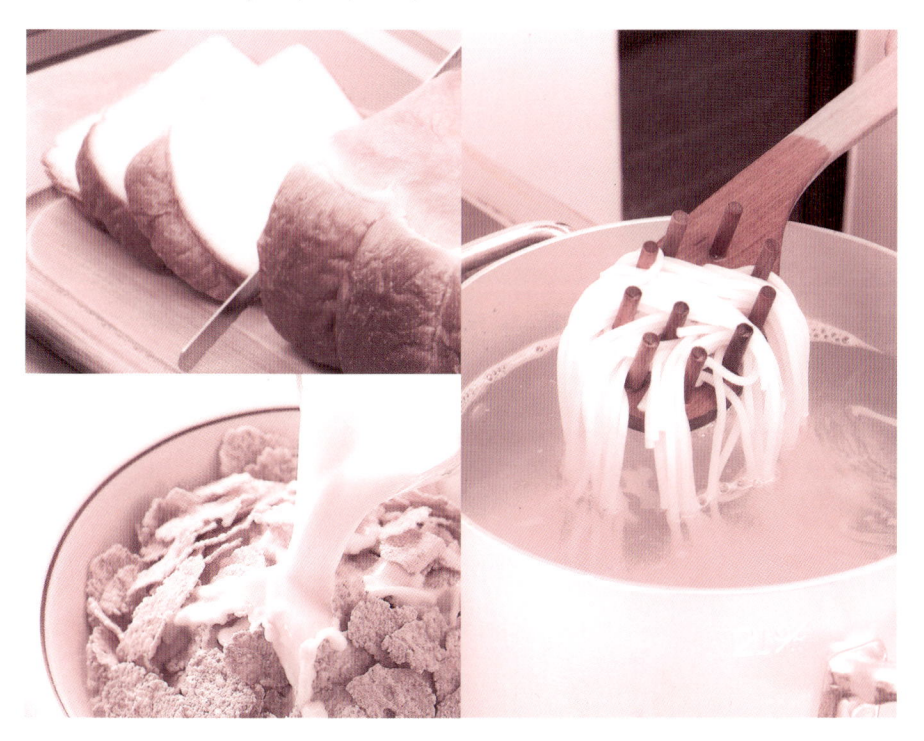

ADA
アメリカ糖尿病協会

医歯薬出版株式会社

<訳者一覧>

●監訳者
坂根　直樹　　国立病院機構京都医療センター臨床研究センター
佐野　喜子　　神奈川県立保健福祉大学保健福祉学部栄養学科

●訳者
阿部　　恵　　京都大学医学部附属病院探索医療センター
岡崎研太郎　　名古屋大学大学院医学系研究科地域総合ヘルスケア開発寄附講座
小谷　和彦　　自治医科大学臨床検査医学
高木　洋子　　国立循環器病研究センター病院栄養管理室
田嶋佐和子　　関西医科大学附属枚方病院栄養管理部
古家　美幸　　天理よろづ相談所病院内分泌内科
森川　久恵　　天理よろづ相談所病院栄養部
山田　和範　　国立病院機構京都医療センター糖尿病センター
村田　　敬　　国立病院機構京都医療センター糖尿病センター
佐野　純也　　株式会社JALUX

Complete Guide to Carb Counting

2nd edition

Hope S. Warshaw, MMSc, RD, CDE, BC-ADM
Karmeen Kulkarni, MS, RD, CDE, BC-ADM

▲.American Diabetes Association.
Cure • Care • Commitment®

Director, Book Publishing, John Fedor; *Associate Director, Consumer Books,* Sherrye Landrum; *Editor,* Abe Ogden; *Associate Director, Book Production,* Peggy M. Rote; *Composition,* Circle Graphics; *Cover Design,* Koncept, Inc.; *Printer,* Worzalla.

©2004 by Hope S. Warshaw and Karmeen Kulkarni. All Rights Reserved. No part of this publication may be reproduced or transmitted in any form or by any means, electronic or mechanical, including duplication, recording, or any information storage and retrieval system, without the prior written permission of the American Diabetes Association.

Printed in the United States of America
1 3 5 7 9 10 8 6 4 2

The suggestions and information contained in this publication are generally consistent with the *Clinical Practice Recommendations* and other policies of the American Diabetes Association, but they do not represent the policy or position of the Association or any of its boards or committees. Reasonable steps have been taken to ensure the accuracy of the information presented. However, the American Diabetes Association cannot ensure the safety or efficacy of any product or service described in this publication. Individuals are advised to consult a physician or other appropriate health care professional before undertaking any diet or exercise program or taking any medication referred to in this publication. Professionals must use and apply their own professional judgment, experience, and training and should not rely solely on the information contained in this publication before prescribing any diet, exercise, or medication. The American Diabetes Association—its officers, directors, employees, volunteers, and members—assumes no responsibility or liability for personal or other injury, loss, or damage that may result from the suggestions or information in this publication.

∞ The paper in this publication meets the requirements of the ANSI Standard Z39.48-1992 (permanence of paper).

ADA titles may be purchased for business or promotional use or for special sales. To purchase this book in large quantities, or for custom editions of this book with your logo, contact Lee Romano Sequeira, Special Sales & Promotions, at the address below, or at LRomano@diabetes.org or 703-299-2046.

American Diabetes Association
1701 North Beauregard Street
Alexandria, Virginia 22311

Library of Congress Cataloging-in-Publication Data
Warshaw, Hope S., 1954-
  Complete guide to carb counting / Hope S. Warshaw, Karmeen Kulkarni.—2nd ed.
    p. cm.
  Includes index.
  ISBN 1-58040-203-8 (pbk. : alk. Paper)
  1. Diabetes—Diet therapy. 2. Food—Carbohydrate content. I. Kulkarni, Karmeen, 1953- II. Title.

RC662.W313 2004
616.4'620654—dc22

2004050918

This book is dedicated to all people with diabetes.
We hope it provides with the
knowledge and skills to
make carb counting a central part of
your diabetes care and
helps you to achieve the diabetes control and
quality of life that you desire.

この本をすべての糖尿病患者に捧げます．
本書が，カーボカウントを糖尿病療養の中心にするための
知識と方法を提供し，
さらには血糖の管理や
それぞれが求める生活の質を得ることに
役立つことを望んでいます．

はじめに

　最近，炭水化物（カーボ）が注目を集めています．もっと厳密に言えばカーボの摂取不足に注意が払われるようになってきました．現在，さまざまな低炭水化物ダイエットが流行して（これらは厳格な科学的根拠に裏付けられていないことに気づくべきですが），食料品店に行ったり，レストランで食事をしたり，新聞を読んだりするときに，カーボという言葉を聞かないということはなくなってきています．しかし，糖尿病患者にとっては，カーボに対する配慮は格別に新しいことではありません．インスリンが発見される前の初期の食事療法ではカーボの摂取を厳しく制限していました．その歴史を経て，わたしたちのカーボに対する理解は改善されています．長い時間をかけて研究が進み，カーボが血糖の変動にかなり大きな影響をもつことが明らかになったのです．最終的には，砂糖だけではなくカーボのすべてが血糖に影響をもつことが示されるようになりました．その歴史を振り返ると，カーボの内容とインスリン（内因・外因性のいずれであっても）の処理能とを合わせることが，糖尿病の治療に対する主な挑戦のひとつであったのです．

　この考えかたは理解しやすいものです．しかし，この理論を実践に適用しようと努めた人が経験したように，それはきわめて困難なことだったのです．実践に際して数々の疑問が心に浮かんできます．たとえば，カーボとは何なのか．どのような食品がカーボを含んでいるのか．人はどのくらいの量のカーボをとるべきなのか．どのようにしてカーボをカウントするのか．そして，おそらく究極的には，どのようにカーボのカウントが糖尿病の療養に役立つか，といった疑問です．このように，最初は簡単なことのように思っていたことにいろいろな疑問が湧き出て積み重なり，圧倒されてしまうのです．

　幸いにも，今回は「カーボカウンター」になる好機です．カーボカウントを望む者にはそれを助けるいろいろな情報源があります．食品に含まれるカーボの量を詳しく示した栄養領域の情報，たとえば，食品の包装にある栄養に関する表示，飲食店の小冊子，ウェブサイトでの一覧，カーボをカウントする書籍の便覧からの情報は広く利用できます．アメリカ糖尿病協会からの出版物も含みますが，多

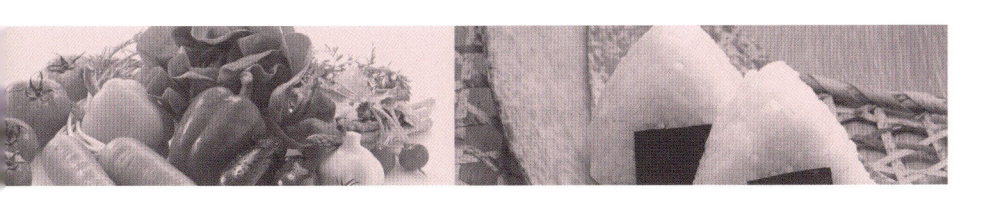

くの料理本が調理のための栄養関連情報を示しています．カーボカウント応用編の重要な道具として，カーボの計量器具もウェブサイトから注文できます．言い換えれば，カーボカウンターとして利用できる道具や支援は無制限にあるわけです．残念なことに，これらの道具はしばしばうまく利用されていません．最近の研究では，カーボカウントを実行する人の多くは自分たちが現実に食べているものを間違って評価していることが判明しました．この結果は，道具や支援は効果がないのではなく，むしろそれらが効果的に使用されていないことによると私は考えています．

　さらに，道具や支援というのはあくまでそれ以上のものではないということです．これらは方法ではないのです．かなづちとのこぎりをもっているということが現実に建築できることを保証しないのと同じです．この状況を改善するには，綿密な計画に相当する青写真を必要とします．有効なカーボカウントのプログラムを打ち立てるためには，この本を青写真と思ってください．この本では，わかりやすくて実施しやすい，あらゆる糖尿病の療養に合わせたカーボカウントの提案がしてあります．どのようにカーボが血糖に影響を与え，どのように道具を利用し，なぜ異なったカーボが体内で異なって働くかなど，多くのことを説明してあります．そして，簡単に習得するためのヒントやコツを提供しています．可能なかぎり無理なく勉強できるように，明快で理解しやすい形で記述するようにも努めました．

　繰り返しになりますが，新しくカーボカウントを始める人はしばしばたくさんの疑問を抱いてしまいがちになります．しかし，これらの疑問は2つに集約されます．なぜカーボをカウントするのか，そして，どのようにしてカーボをカウントするのかです．2つの質問に対する答えは，この本のなかで見つけることができるでしょう．

Irl B. Hirsch, MD
2004年6月
シアトルにて

監訳のことば

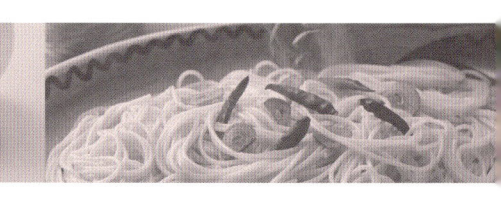

　最近,「カーボカウント」という言葉を学会や研究会などで耳にすることが多くなってきました.カーボカウントはインスリン発見以来,欧米で使われてきました.「厳格な血糖コントロールは合併症を減らせるか？」という仮説を検証した1型糖尿病の介入研究（DCCT）に用いられ,効果を上げたことから,アメリカでは,低脂肪な食事と健康的な食品を選択することを基本として,カーボカウントがすべてのタイプの糖尿病患者さんに用いられています.

　外来で患者さんの話を聞いていると,3大栄養素ではなくてカロリー計算で食事療法を実践されている人が多いようです.ところがインスリン療法をしている患者さんのなかには,「お昼はあっさりしたものを食べたつもりなのに,食後に血糖を測定してみると予想以上に高かった」と話される人がいます.逆に,野外でバーベキューや鍋物を食べている途中に低血糖をおこしてしまって,「食べているのになぜ低血糖になるのかわからない」と話される人もいます.3大栄養素と食後血糖の関係を理解すると,その理由がわかります.3大栄養素のなかで,脂肪やたんぱく質に比べ,炭水化物（カーボ）は,早期にほぼ100％が血糖に変換されます.そのためあっさりした麺類を食べたつもりでも,食後血糖が予想以上に上昇してしまったのかもしれません.食前にインスリンを注射したのに,たんぱく質や野菜を先に食べていて,炭水化物（焼きそばや雑炊）が後回しになったために血糖が下がった可能性も考えられます.

　日本では糖尿病の食事療法としては,「食品交換表」が広く用いられています.「食品交換表」は,食品を大まかに6つに分け,同じ表のなかで交換することでバランスよく食事療法を実践してもらう方法です.うまく患者さんが理解してくれればいいのですが,たった6つの分類でも,なかなか覚えてくれない患者さんもいます.「表1はいも（芋）の1̇ィチ,表2は果物の2̇フルーツ,表3は魚の3̇サカナ,表4はヨーグルトの4̇ヨン,表5はごま油の5̇ゴ,表6はちょっと苦しいけど緑黄色野菜の6̇ロクおうしょくやさい

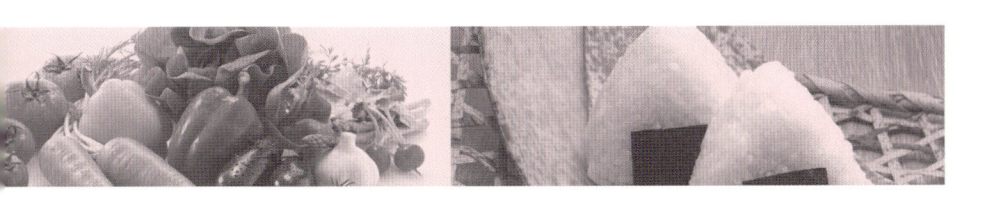

よ」と語呂あわせを用いて教えたりしているのですが，すぐに忘れてしまう患者さんも多いようです．そのうち「もうその話はわかったからいい」と言われる患者さんもいます．

　われわれは「エネルギーや体温のもと」が炭水化物と脂肪，「血液や筋肉のもと」がたんぱく質，「体調を整える」のがビタミンやミネラルと教えられてきました．脂肪は見た目でわかるものも多いので，カーボカウントを取り入れる場合には，炭水化物系の食品とたんぱく質系の食品の区別をつけてもらうことからはじめ，「朝4カーボ，昼5カーボ，夜4カーボ，間食2カーボなど」と指導するとわかりやすいと思います．英国では食事の炭水化物量に合わせてインスリン調節をすることでよい血糖コントロールが得られることも報告されています．

　しかし，カーボカウントを取り入れると患者さんのなかには「糖質を制限すればよい」と勘違いしてしまう人もいます．インスリン療法を行っている患者さんが極端な糖質制限を行うと，ケトーシスに陥ったり，無自覚低血糖を頻発したりします．何でもやりすぎは禁物です．

　この本を読んでいただくと，炭水化物と血糖の関係やアメリカでの食事指導がどのようなものであるかを理解してもらうことができるでしょう．市販されている食品の栄養成分表示を有効に活用していることもよくわかります．カーボカウントは基礎編と応用編に分かれています．チェックリストを参考にして，どちらのほうがその人に合うのか決めるのもよいと思います．厳格な血糖コントロールや自由度の高い食生活を望む人にはぜひカーボカウント応用編を勧めてあげてみてください．本書を読んでいただくことで，楽しく食事療法に取り組む患者さんが増えることを望んでやみません．

2007年9月

坂根直樹・佐野喜子

Complete Guide to Carb Counting 2nd edition

糖尿病患者のための
カーボカウント完全ガイド

目次 CONTENTS

はじめに		vi
監訳のことば		viii
謝　辞		xii

1 なぜカーボカウントをするのか？ ……… *1*
　　Why Count Carbs？

2 カーボカウントとは何か？ ……… *15*
　　What's Carb Counting？

3 カーボカウント基礎編を始める準備はできていますか？ ……… *24*
　　Are You Ready to Begin Basic Carb Counting？

4 どのくらい食事や間食をとりますか？ ……… *27*
　　How Many Meals and Snacks to Eat？

5 カーボカウントを始めましょう ……… *37*
　　Begin Counting

6 たんぱく質，脂肪，アルコールもカウントします ……… *51*
　　Protein, Fat, and Alcohol Count, Too

7 食品の計量～成功への鍵～ ……… *66*
　　Weigh and Measure Foods　A KEY TO YOUR SUCCESS

8 食品表示は真実を語る ……… *76*
　　The Food Label Has the Facts

9	便利な食べものとレシピ〜数えかたと管理のしかた〜 ············ *88*
	Convenience Foods and Recipes　HOW TO FIGURE, HOW TO MANAGE

10	レストランでの食事〜数えかたと管理のしかた〜 ················ *99*
	Restaurant Meals　HOW TO FIGURE, HOW TO MANAGE

11	血糖変動パターンによる調節〜厳格な血糖コントロールのコツ〜 ······ *108*
	Blood Glucose Pattern Management　A KEY TO FINE-TUNING YOUR CONTROL

12	心の準備，希望，そして前進できるか？······························ *127*
	Ready, Willing, and Able to Progress？

13	カーボカウント応用編〜すべての特徴〜 ··························· *131*
	Advanced Carb Counting　ALL THE INS AND OUT

14	よくある質問と回答 ······································· *148*
	Common Question and Answers about Advanced Carb Counting

15	基　　礎 ·· *157*
	Cornerstones

付録 1　食品に含まれる炭水化物量 ································· *163*

付録 2　カーボカウント情報源 ····································· *177*

付録 3　記録用フォーム ·· *181*

索　引 ·· *191*

謝　辞

　本書の出版にあたり，多くの方々の協力を得ることができた．同僚のSandy Gillespie, MMSc, RD, CDE, David Shade, MD．からは価値ある助言をいただいた．Anne Daly, MS, RD, CDEには原稿をチェックしていただいた．Irl Hirsch, MDには序文を担当していただいた．Virginia Valentine, MS, RD, CDE, Ginger Kanzer Lewis, MS, RD, CDE, Nicole Johnsonの諸氏は批評や引用に際して配慮をいただいた．1型糖尿病患者であるJ. Scott Raineyには，有益な助言や思慮深い意見をいただいた．ADAのスタッフであるSherrye, Peggy, Keith, Leeの諸氏には出版の編集や草稿の準備，またこの書籍の普及を確定づけた市場の開発や一般への周知を支援していただいた．彼ら彼女らなくして本書の出版はありえなかったであろう．感謝を捧げたい．

　本書の翻訳は，厚生労働科学研究費補助金(糖尿病戦略等研究事業)「1型糖尿病およびインスリン療法を要する2型糖尿病の自己管理能力向上に関する研究」(主任研究者：坂根直樹)の成果の一部である．

1

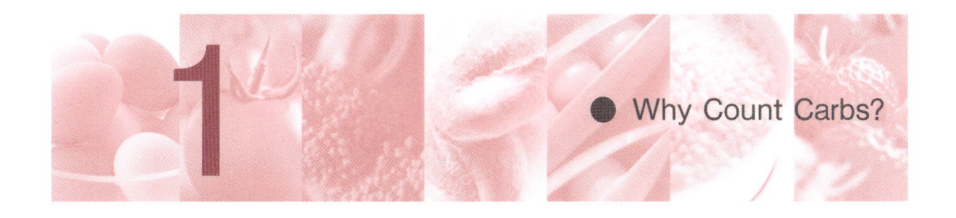

● Why Count Carbs?

なぜカーボカウントをするのか？

　あなたはいつ血糖値が高くなるのかわかるようになりたいと思いますか？　それだけではなく，今日，明日，明後日にどのくらいまで高くなるのかわかるようになりたいですか？　もしそうならば，「炭水化物（カーボハイドレイト）カウンティング（略して，カーボカウント）」と呼ばれる食事計画の方法が，よりよい血糖コントロールを得るために，まさに必要とするものかもしれません．

　食品はさまざまな量の炭水化物，蛋白質，脂肪，ビタミン，ミネラル，水分を含んでいます．しかし，カーボカウントを用いる場合には食品中の炭水化物だけに注意を払えばよいのです．なぜでしょうか？　その理由は，血糖値を最も素早く，最も大きく上昇させるのが，食品中の炭水化物だからです．たとえば朝食に食べたシリアルやバナナ，牛乳のなかに含まれる炭水化物の量を計算して，1～2時間後に血糖値がどのくらいになっているか測ってみてください．次の朝は，前日の朝食に食べたのと同じ量の炭水化物を，ちがう種類の食品で食べてみてください．すると驚いたことに，朝食1～2時間後に測った血糖値が前日とほとんど同じであることに気がつくでしょう！　最初の2日間はいつもと同じように薬を飲んだりインスリン注射をしたりしますが，運動はやめておきましょう．そして3日目の朝に，初日と同じ朝食を食べた後で，今度は散歩をしてみてください．おやビックリ！　朝食1～2時間後の血糖値が，初日や2日目よりも低くなっていることでしょう．これが，炭水化物が血糖値を上げ，運動が血糖値を下げることの証拠なのです．

　ものごとを簡単にするために，毎日朝食にシリアルと牛乳，バナナを食べるなら，血糖値は予想できるパターンに落ち着くことがわかるでしょう．でも，だれが365日毎朝毎朝同じ食事を食べたいと思うでしょうか？　そんな人はいないに決まっています！　明日はワッフルとグレープフルーツ半分にベーコンを食べたいと思うかもしれません．その次の日には旅行先でエッグマックマフィンとオレンジジュースを選ぶかもしれません．カーボカウントという方法を取り入れるこ

とで，毎日の食事に満足のいくような変化をつけることができるのです！

多様性：生活のスパイス

　ただ単に糖尿病だからという理由で，限られた種類の食べものだけで我慢しなければならないということはありません．カーボカウントを理解し，実行していけば，多様なアメリカ料理やあなたの出身地方の郷土料理，変化に富んだ外国の料理などを堪能することができます．また予想外の高血糖というリスクを冒すことなく，朝食や昼食，夕食に新しい料理を加えることができます．カーボカウントの秘訣は，一貫性にあります．もし毎日の食事や間食の際にほぼ同じ量の炭水化物を摂取することにすれば，血糖値は安定したパターンに収まりやすくなるでしょう．このことは，よりよい血糖コントロールが得られることを意味します．あなたは自分の高血糖や低血糖から謎を取り除くことができるのです．

カーボカウントはだれにでも役立つわけではないかもしれない

　カーボカウントをはじめる前に，この方法があなたの食事にとって適切かどうかよく考えてみるべきです．カーボカウントは多くの糖尿病患者に教えられている方法で，1型糖尿病から2型糖尿病，妊娠糖尿病の女性に至るまであらゆるタイプの糖尿病の人々が使うことができる方法です．しかし，カーボカウントが学んで実行すべき唯一の方法というわけでは決してありません．

　カーボカウントの魅力のひとつは，その柔軟性にあります．食事計画の点だけでなく，方法自体に柔軟性があるのです．カーボカウントは，カーボカウント基礎編として知られるように単純化することもできますし，もし必要ならばカーボカウント応用編に発展させることもできます．一般的に，カーボカウント基礎編は経口薬を飲んでいるかどうかにかかわらず，健康的な食事療法や運動をしている2型糖尿病患者に効果があります．また，1種類のインスリンを使用している2型糖尿病患者や，インスリンと経口薬を組み合わせて使用している2型糖尿病の人にとてもよい出発点となります．しかし，1型糖尿病であったり，あるいは2型糖尿病でも1日に3〜4回のインスリン注射をする人やインスリンポンプを使用している人は，きっとカーボカウント応用編を学びたいと思うことでしょう．カーボカウント応用編をマスターすれば，さらなる柔軟性－食事のときに打つ速効型インスリンの量や摂取する炭水化物の量やいつ食べるかも調節する能力－を身につけることができます．

1 なぜカーボカウントをするのか？　3

　本書を読み進めてカーボカウントについてさらに多くを学びながら，カーボカウントはあなたに必要か，あなたのライフスタイルに合っているかどうかを考えてみてください．第3章では，カーボカウントがあなたに適切な方法かどうかの自己診断ができるようになっています．また，第12章ではカーボカウント基礎編からカーボカウント応用編へ進むべきかどうかを決めるための自己診断ができます．

　さあ，まずはどんな食べものが炭水化物を含むのかを学ぶことから，カーボカウントの世界に入っていきましょう．

どんな食べものが炭水化物を含んでいるのか？

　こう聞かれると，おそらくじゃがいもやとうもろこしといったでんぷんを答える人が多いでしょう．パンやシリアル，ごはん，クラッカー，麺類も付け加えておきましょう．それから，えんどう豆やれんず豆といった豆類，つまりでんぷんを含む野菜の仲間も忘れないように．たいていの人は，このあたりで止まってしまいます．なぜなら，多くの人は炭水化物とでんぷんが同じものであると考えがちだからです．確かにいま挙げたようなでんぷんには炭水化物が含まれていますが，ほかの食品も「炭水化物の傘」の下にあるのです．

　以下は炭水化物からのカロリーを主とする食品グループの一覧です．

- でんぷん類：パン，シリアル，クラッカー，ごはん，麺類，じゃがいも，とうもろこし
- でんぷんを含んだ野菜：えんどう豆，れんず豆などの豆類
- くだもの，フルーツジュース
- 野菜：さやいんげん，レタス，にんじんのようなあまりでんぷんを含まない野菜（注：これらの野菜は炭水化物を含んでいますが少量です．望ましいビタミンやミネラルを摂取するためには，より多くの野菜を食べる必要があります）
- 牛乳，ヨーグルト，乳製品（注：乳製品に含まれる炭水化物の量は，食品によってたいへん異なります．平均的に8オンス（約240 g）のチーズは約8 gの炭水化物を含み，8オンス（約240 g）の牛乳は12 gの炭水化物を含みます．栄養成分表示を見て，それぞれの乳製品に含まれる炭水化物の量を知りましょう）
- キャンディー（グミキャンディー，ゼリービーンズ），レギュラーソーダ，フルーツポンチ，スポーツドリンクなどの甘い食品
- キャンディー（チョコレートバー），ケーキ，クッキー，パイなどの甘い菓子

この一覧をみると，ではいったいどの食べものは炭水化物を含んでいないのかと，頭をかきむしりたくなるような気分になるかもしれません．炭水化物を含まない食べもののリストは，もっと短いもので，肉(赤身の肉，鶏肉，魚介類，卵)と脂質（油，バター，ベーコン，ナッツ）から成ります．しかし，これらの食品が炭水化物を含んでないからといって，種類や量をまったく気にしないで食べてよいということではありません．これらの食品はカロリーを含んでいて，たとえばある肉はほかの肉よりも健康的な食品だということがあります．たんぱく質と脂質については第6章でさらに学習します．

どのくらいの炭水化物が含まれているのか？

表 1-1 に，一般的な食品に含まれる平均的な炭水化物の量を示します．この表をみれば，さまざまな食品のなかにどのくらい炭水化物が含まれているかを知ることができます．たとえば，通常売られているパン一切れにどのくらい炭水化物

表 1-1 栄養素

	1 サービングの量*	炭水化物 (g)	たんぱく質 (g)	脂肪 (g)
パン	1 切	15	3	0
乾燥シリアル	1 オンス（約 30 g）	15	3	†
調理済みシリアル	1/2 カップ	15	3	†
調理済みパスタ	1/3 カップ	15	3	†
でんぷん質の野菜	1/3〜1/2 カップ	15	3	0
生鮮くだもの	小 1 個，大 1/2 個	15	0	0
砂糖無添加フルーツ缶詰	1/2 カップ	15	0	0
ゆで野菜	1/2 カップ	5	0	0
生野菜	1 カップ	5	0	0
無脂肪牛乳	1 カップ	12	8	0
無脂肪プレーンヨーグルト	2/3 カップ	12	8	0
甘い食品	1 皿	多様	多様	多様
菓子類	1 皿	多様	多様	多様
肉類	3 オンス（約 90 g）	0	21	多様
脂肪　マーガリン　マヨネーズ，油	テーブルスプーン 1 杯	0	0	5

*1 サービングの量は ADA とアメリカ栄養士会により出版された「食事計画のための食品交換表 2003 年版」に基づく．
†製品によって異なる．

が含まれているかを確かめてみましょう．そう，15 g ですね．本書の「付録 1：日常的な食品に含まれる炭水化物量」には，この表を何倍にも詳しくした内容が載っています．この付録には，アメリカ人が最もよく食べる約 500 種類の食品中の炭水化物量が記載してあります．さらに詳しい「付録 2：カーボカウント情報源」があり，このリストはりんごからザバイオーネ（イタリア料理のカスタード風デザート）までほぼすべての食品の炭水化物の量を見つけることのできる本とそのほかの情報源を網羅しています．もしカーボカウントを実行するなら，とりわけ，新鮮なくだものや野菜，それにレストランでの食事のように栄養成分表示のないものを食べるときには，このような情報源をもっておくことが重要です．

カーボカウントは血糖コントロールをするうえで，どのような助けになるのか？

　今後の人生で，あなたが食べるすべての食事の炭水化物量を計算することはできます．しかし，炭水化物量が血糖値にどのような影響を与えたかを記録しなければ，必要な情報を手にすることはできません．あなたのフォークには何がのっていますか？　書き留めてください．あなたの血糖値はいくらですか？　書き留めてください．カーボカウントをはじめて最初の数週間は科学的な実験であり，おそらく最も重要な期間になります．カーボカウントとともに，好奇心やデータの収集と分析が，必ず効果を上げるはずです．第 11 章では，何を記録するべきか，結果をどう分析するかを学びます．

血糖コントロールはなぜ大切なのか？

　血糖値をほぼ正常値に保っていると，今日も明日も気分よく過ごせることでしょう．このことは，糖尿病による目や心臓や腎臓の長期合併症を防いだり遅らせたりすることにもつながります．血糖値を保つことは平均台の上を歩くようなものだと思ってください．どちらの側にも踏み外したりして落ちたくないですよね．血糖値もいつも高すぎたり低すぎたりしたくはないものです．
　表 1-2 に，アメリカ糖尿病協会（ADA）が推奨する望ましい血糖値レベルを示します．医療者とあなたの血糖値の目標値を話し合ってみてください．あなたの

表 1-2　血糖値および HbA$_{1C}$ の目標範囲

検査	目標値
平均空腹時と食前血糖	90〜130 mg/dl（血清）
（食後 1〜2 時間）血糖値レベルの平均	<180 mg/dl（血清）
HbA$_{1C}$	<7％（正常範囲 4〜6％）

目標値は，さまざまな理由で表の数値と異なっているかもしれません．たとえば，妊娠中の女性はより低い目標血糖値になるでしょうし，低血糖の危険性をもつ高齢者は表にあるよりも高い目標血糖値になるかもしれません．一般的に，血糖値や HbA$_{1c}$（3 カ月間の血糖値の平均を表す）を目標の範囲内に保つことができれば，今日を気分よく過ごせるだけでなく，今後の人生においてもできるだけ長いあいだ，健康で過ごせることでしょう．

炭水化物に関する基本的事項

　あなたが摂取したすべての炭水化物は食べはじめてから約 2 時間のあいだにブドウ糖に分解されます．炭水化物はからだの主要な，優先されるエネルギー源です．炭水化物は，でんぷん，砂糖，食物繊維の 3 つのカテゴリーから成り立ちます．食品中の炭水化物は，主にでんぷんと砂糖です．食物繊維は炭水化物ですが，水溶性か不溶性かのタイプによって，血糖値に与える影響は異なります．

　長年使われてきた単純糖質，複合糖質という用語や分類はもはや使われません．なぜなら，これらの用語では，さまざまな種類の炭水化物が血糖値にどのような影響を与えるかを十分に説明できないためです．実際，たとえば砂糖やジュースがでんぷんよりも血糖値を早く上昇させると決めつけることはできません．ときには，逆になることもあるのです．

　どんなタイプの炭水化物を摂取しても，炭水化物はブドウ糖に分解され血液中へと移動します．インスリンというホルモンの助けを受けて，からだの細胞は血液中のブドウ糖をエネルギー源として使います．この時点では，からだはブドウ糖がマッシュポテトの炭水化物からきたものか，アップルパイの炭水化物からきたものかはわかりません．すべての炭水化物がブドウ糖，すなわちからだの最も好むエネルギー源に変化するのです．

炭水化物が血糖値を上げるのなら，低炭水化物ダイエットをするべきだろうか？

　あなたが糖尿病患者で炭水化物が血糖値を上げるとわかったら，炭水化物を避けるのが最善の方法だという結論に飛びついてしまうかもしれません．低炭水化物ダイエットについてひとつでも調べたならば，なおさらです．低炭水化物ダイエットは 2 型糖尿病患者にとってあつらえたもののように思えます．ただ，現時点では，長期間の減量と体調維持のために低炭水化物ダイエット（炭水化物から摂取するカロリーを全体の 40 ％以下にする）を長年用いることを支持する科学的な根拠はありません．2000 年から一握りのしっかりした研究が始められたばかり

です．これらは信頼できる研究ですが，研究期間がまだ 6 カ月から 1 年に過ぎないのです．

以下に低炭水化物ダイエットによる減量についての研究結果を示します．

- 低炭水化物高たんぱく質食を実施したグループでは，通常食のグループに比べて体重が数ポンド減ったという研究が複数あります．しかし，特に研究期間が 1 年に及ぶような場合にはそのような違いはみられなかったとする研究もあります．
- 低炭水化物ダイエットは血中の脂質レベルを悪化させることなく，当初は血中脂質を減らすかもしれません．しかし，低炭水化物ダイエットは適度な炭水化物の摂取に比べてより脂質レベルを改善するということはなく，長期にわたって血中脂質を減らすという報告は示されていません．
- 炭水化物を少し減らす食事計画（必ずしも低炭水化物ダイエットでなくてもよく，摂取カロリーの約 40％を炭水化物から摂取する）は適度な炭水化物の摂取（摂取カロリーの 45〜50％を炭水化物から摂取）に比べてより中性脂肪を低くする手助けとなる点で有益であるかもしれません（特に初めて 2 型糖尿病と診断された患者は中性脂肪の値が高い傾向にあるので）．この 2 つの方法については第 2 章の表 2-3 に記載されています．

低炭水化物ダイエットによる長期の減量維持効果についてはどのような研究結果が出ているのでしょうか？

- 長期の低炭水化物ダイエットによる有効性はいまだに証明されていません．その理由のひとつは，いままで長期間の研究が実施されていないからです．信頼できるいくつかの施設において，複数の研究が進行中です．現時点では，多くの糖尿病専門家は，糖尿病患者，とりわけ 2 型糖尿病患者に低炭水化物ダイエットを勧めるには根拠が十分ではない，と結論づけています．長期の有効性への疑問に加えて，低炭水化物ダイエットを長期間実施すると，心臓や腎臓の問題が悪化するのではないかという安全性の懸念がもたれています．

最もよいアドバイスは何でしょうか？ 信用できる科学に基づいた，理にかなって現実的な食事計画を見つけることです．食事計画は体重を減量するのに（もし減量が必要ならば）役立ちますし，より重要なことですが，今後の人生で減量した体重を維持していくためにもなるのです．

炭水化物についてのいくつかの指針：

- からだによい炭水化物を十分に食べてください．このような食品は最も健康的な食品のひとつです．摂取する炭水化物の多くを，くだもの，野菜，穀物や低脂肪の乳製品からとるようにしましょう．これらの食品はあなたに栄養学的な活力を与えます．これらの食品は，ほかの食べものからは得られない必要不可欠なビタミンやミネラルを含んでいるのです．健康であるためにも，食べる必要があります．
- からだによい炭水化物のグループから，全粒粉やくだもの，野菜といった食物繊維を含む食品を選んでください．
- 砂糖や甘い菓子のようなあまりからだによくない炭水化物は，必要最小限に抑えましょう．これらの食品にはカロリーや脂肪が多く含まれていますが，必要不可欠なビタミンやミネラルはほとんど含まれていません．必要最小限にする理由は，これらの食品が血糖値をより早く上昇させるからではなく（実際そうではないのですが），単に健康という点ではあまり効果がないからです．

糖分はどうなのか？

まず，正しい事実を知りましょう．上記の見出しで「糖分」としたことに注意してください．わたしたちの食事に含まれる糖分は，精製された白砂糖だけでは

何が低，中等度，それとも高なのか？

「低カーボ」と「高カーボ」という言葉はきちんと定義されずに使われているきらいがあります．ひとつの基準として，アメリカ人はカーボの形で総摂取カロリーの約50％をとっているとするここ数年の研究があることを知っておいてください．これが中等度のカーボで，高くはありません．それでは，「多すぎる」炭水化物とはどのくらいなのでしょうか？　もっと量よりも質について焦点をあてて議論したほうがよさそうです．今日のアメリカ人は，甘いもの，甘い飲みもの，精製したでんぷんなど健康的でないカーボをよく食べ，全粒穀物，精製していないでんぷん，くだもの，野菜や低脂肪の乳製品などの健康的なカーボはあまりとっていません．

これら健康的なカーボからとる中等度のカーボとは，ほとんどの糖尿病の人に対するアメリカ糖尿病協会による勧告と同じで，45〜50％くらいになります．これは高カーボではありません．あなたが減量中や中性脂肪が高い場合には，総摂取カロリーの約40％をカーボからとるようにすれば成功しやすいだろうとアメリカ糖尿病協会は勧めています．しかし，飽和脂肪酸は少なめにして，健康的な脂肪を使うようにすることは忘れないでください．

ありません．くだものの果糖，牛乳の乳糖のようにもともと食品に含まれる糖分もあります．高果糖のコーンシロップのように，加工の過程で食品に加えられるものもあります．現在の日常食品の成分表示では，総炭水化物の表示の下にある糖分表示を区別していません．つまり，これらの糖分がもともと食品中に含まれていたものなのか，後で加えられたものなのかはわかりません．

糖分について最も覚えておくべきことは，糖分は炭水化物であり，血糖値を上げるのだということです．以下に挙げるものを食べるとき，炭水化物が含まれていることを忘れないでください．

- 食料貯蔵室で見かける甘味料．たとえば，粒状の砂糖，茶色の砂糖，はちみつ，メープルシロップ．商業食品に含まれている甘味料で，食品ラベルに記載されているもの．たとえば高果糖コーンシロップ，コーンシロップ，グルコース．
- レギュラーソーダ，キャンディー，ゼリー，加糖フルーツジュースなどの甘い食品．
- ケーキ，クッキー，パイ，チョコレートキャンディー，デザートなどの甘いお菓子．甘いお菓子は脂肪や多くのカロリーも含みますが，カーボカウントにとって注目すべきことは，血糖値を上げる炭水化物を含んでいることです．

糖尿病の人は，砂糖を使った食べものや甘いお菓子を食べてもよいか？

20世紀を通して，糖尿病の食事計画について最も広く信じられていたことは「砂糖を避けること」でした．しかし，過去20年間，この考えを支持するような科学的根拠はほとんど見つかっていません．実際，くだものや牛乳はパンやじゃがいも，豆よりも血糖値に与える影響が小さいことがわかっています．食卓にある砂糖が血糖値に与える影響は，パンやじゃがいも，豆とほとんど同じなのです．ですから，現在では，血糖値をコントロールするために最も大切なことは，「食事に含まれている炭水化物の総量であって，食べた炭水化物の種類ではない」ことです．多くの人にとってこの概念は難しいので，砂糖や甘いお菓子，糖尿病に関するこの「新しい」考えかたを，あなたが家族や友人に教えてあげる必要があるかもしれません．もしあなたが糖尿病ならば，ほかの人たちは，あなたには砂糖や甘いお菓子は厳しく禁じられていると信じ続けていることでしょう．

糖尿病であっても，砂糖や甘いお菓子を食べることはできます．けれども（これはとても大切な「けれども」です），その場合には食事計画のなかでほかの炭水化物の代わりに砂糖や甘いお菓子を食べるようにするか，追加で食べた炭水化物に見合うように薬やインスリンを調節する必要があります．これは，糖尿病をもつ人々やその家族，友人にとって受け入れるのが難しい考えかたかもしれません．

わたしたちはあなたが食べたいデザートをすべて食べてよいと言っているのでしょうか？　いいえ！　まして毎日甘いお菓子を食べていいとも勧めてはいません．そうではなく，あなたの食べたいという願望，健康状態や栄養学的な必要量と目標に基づいた食事計画のなかに甘いお菓子をどのように組み込むかを学ぶのがよいでしょう．

　もし，あなたが甘いお菓子は食べないという人ならば，それを続けてください．そうではなく，甘いお菓子なしでは生きていけないという人ならば，ときどき楽しむようにしてください．以下に砂糖を使った食べものや甘いお菓子を摂取する際の，ADA の指標を示します．

- 食事計画のなかで，砂糖を使った食べものや甘いお菓子はほかの炭水化物の代わりに食べるようにします．
- 甘いお菓子を食べるときには，食事のなかでほかの炭水化物の量を減らします．たとえば，パンやじゃがいもやくだものを小さいものにしたり，少なくしたりします．
- 甘いお菓子から摂取した余分なカロリーを運動することで消費します（食べたドーナツ1個分のカロリーを消費するには，どのくらい歩く必要があるか知っていますか？）．

　同様にして，どのくらいの頻度で砂糖を含む食品や甘いお菓子を摂取していいかを決めるうえで手助けとなるポイントを示します．

- 血糖値や HbA_{1c} の値がコントロールできるまでは，砂糖を含む食べものや甘いお菓子は制限してください．
- 目標のひとつに減量がある場合は，甘いお菓子はときどき食べるくらいにしておく必要があります．甘いお菓子が多くなると，カロリーも大きくなるからです．
- 総コレステロール，LDL，HDL，中性脂肪の値がコントロールできていない場合には，甘いお菓子は最小限にしておくことを勧めます．甘いお菓子を食事計画に加える前に，血中の脂質レベルをできるだけ正常に近づけておきましょう（第6章も参照のこと）．
- 甘いお菓子を食べたくなるきっかけは何ですか？　甘いお菓子をどのくらいの量食べたいのか，どのくらいの頻度で食べたくなるのか，を考えてみてください．このような情報を，自分自身の糖尿病，栄養や健康の目標を設定するために使うことができますか？

食物繊維と血糖

　食品に含まれる食物繊維と呼ばれる繊維は，もうひとつの炭水化物源です．食物繊維は主に穀物，パン，シリアル，豆類，くだもの，野菜のような，カロリーの多くが炭水化物の形で含まれている食品に入っています．食物繊維は，食品の消化のスピードに影響を与えますし，大量に摂取した場合には血糖値にも影響します．いくつかの研究から，高食物繊維の食事は総コレステロール値や LDL コレステロール値を改善することがわかっています．現実には，多くのアメリカ人は血糖値や脂質値を改善するために必要な量の食物繊維を摂取しないどころか，必要な量から程遠い量の食物繊維しか摂取していないのです．平均すると，アメリカ人の 1 日当たりの食物繊維摂取量はおよそ 10〜13 g です．しかし，アメリカ政府の栄養に関する勧告では，その約 2 倍の量，1 日当たり 20〜35 g の食物繊維を摂取するよう勧めています．

　食物繊維には不溶性と水溶性の 2 種類があります．

　不溶性食物繊維は食品に形を与えています．不溶性食物繊維を含む食品には，全粒粉シリアルやパンなどがあります．この食物繊維は胃腸を通過していく際に液体を吸収します．これはからだにとってよいことです．というのは，食物繊維と液体が一緒になることで，食品を腸管からより早く押し出すからです．より大きくてより柔らかい便を出そうとたくさんの不溶性食物繊維を摂取すれば，痔や憩室症，大腸癌や直腸癌を予防するという健康に対する別の利益を得ることができます．

　水溶性食物繊維は消化の過程で溶けてしまいますが，粘着性があり，どろどろしたままでいます．水溶性食物繊維は，豆類やオート麦，大麦といった穀物に多く含まれています．水溶性食物繊維の利点は不溶性食物繊維とは異なっており，からだが食品からある種の栄養素を吸収するのを防ぐはたらきがあります．吸収を阻害される重要な栄養素は，コレステロールとブドウ糖の 2 つです．多くの水溶性食物繊維を摂取することにより，消化の過程で食物繊維とコレステロールが結びつき，血中コレステロールの値をいくらか低くしてくれると考えられています．また，多くの水溶性食物繊維を摂取することで，ブドウ糖の吸収速度が遅くなり，血糖値の上昇を抑えるはたらきもあります．

食物繊維を取り入れるための簡単なコツ

- 全粒粉シリアルを選びましょう．大麦，ブルガー麦，そば粉などの全粒粉を使いましょう．そら豆やえんどう豆をもっと使いましょう．
- どんぐりやバターナットかぼちゃ，緑黄色野菜，ベリー，ドライフルーツのような食物繊維を多く含むくだものや野菜を選びましょう．
- 「エクセレント（すばらしい）」や「グッド（よい）」と表示してある全粒粉のパン，シリアル，クラッカーを食物繊維源とするよう探しましょう．アメリカ食品医薬品局（FDA）は，「エクセレント」は1食分当たり5g以上，「グッド」は1食分当たり2.5〜4.9gの食物繊維量と規定しています．

グリセミックインデックス（血糖上昇指数）とは何か？カーボカウントとともに用いるべきか？

　血糖上昇指数とは，それぞれの食品が血糖値にどのように影響するかを示す数値です．1980年代初期に，パンやとうもろこし，パスタ，豆類，くだものなど炭水化物を含んださまざまな食品がどれほど早く，またはゆっくりと血糖値を上げるのかを調べた研究者によってつくられました．この研究では，すべての炭水化物が同じように血糖値を上げるわけではないことがわかりました．たとえば，じゃがいもはくだものより早く血糖値を上げますし，豆類はとてもゆっくりと血糖値を上昇させます．

　これはたいへん価値のある研究でしたが，この方法では一度にひとつの食品しか評価していないのでそれほど役に立ちません．この方法は，実際のわたしたちの食べかたとは違っています．多くの人々は，食事のときにいくつかの食品を食べます．そのなかには炭水化物の多いものもあるでしょうし，逆にたんぱく質や脂肪の多い食べものもあるでしょう．加えて，食品が血糖値をどのくらい早く上昇させるかに影響する要素はほかにもあります．

- 血糖値を下げる薬やインスリンをどのくらいの量使っているか．
- 最後に薬やインスリンを使用した時間と食事をする時間．
- 摂取する食事中の食物繊維の量．
- 摂取するくだものや野菜の熟成度合い．

- 食品が，調理されたものか生のものか．
- どのくらい早く，あるいはゆっくり食べるか．
- 血糖値の程度（血糖値が低ければ，食事をしたときに早く上昇します）．

　医療従事者や糖尿病患者のなかには，食事計画に血糖上昇指数を用いる人もいますが，ADA はまだ支持はしていません．血糖値の上昇に関与する要素はほかにもいろいろあるからです．さらに，糖尿病の人が血糖値をゆっくり上げる食品だけを食べるようになると，食品の選択が制限されたり，食事の多様性を失ったりする恐れがあるからです．いろいろな種類の食品を摂取することは，健康でありたい人にとって最も重要な指針なのです．

　ですから，ある意味では，カーボカウントを進めていくうちに，自分自身の血糖上昇指数をつくりだすことになるでしょう．食べたもの，食品の血糖値への影響，服用した薬やインスリン注射，行った運動，その日のストレス，これらを記録することで，予想よりも血糖値を大きく上げる食品やあまり上げない食品を見つけることになるでしょう．そうした食品を知っておくことは，とても大切なことです．この情報を活用することで，ある食品を食べるかどうかや量を減らして食べようかということを決めることができます．あるいは，可能であれば，ある食品を食べたときには血糖値の上昇を抑えるために薬やインスリンの量を増やすように決めるかもしれません．ただし，急いで結論に飛びついたりしないことです．何度か試してみて，その食べもので血糖が急激に大きく上がるのは，いままでより食べる量が多いからとか，同時に食べたほかの食べもののせいで血糖が上がっているのではないことを確かめておきましょう．第 11 章では，食品についての個人的な経験を活用する方法について学びます．

甘いお菓子を減らすコツ

- いくつか大好きなデザートを選び，どのくらいの頻度で食べるか決めておきましょう．
- 大好きな甘いお菓子は，全部食べないで 1 口か 2 口にしておきましょう．
- 甘いお菓子を食べる量や回数を制限するのが難しいのなら，家の中に大きな甘いお菓子を置かないことが最善の方法です．甘いお菓子はレストランで食事をする際に注文するだけにするか，買うときには少量にしておきましょう．
- レストランでは，デザートを仲間と分け合いましょう．店の人にフォークやスプーンを人数分持ってきてくれるよう頼みましょう．

- アイスクリーム屋さんやスーパーマーケットでは，子供用，スモール，レギュラーなどの小さなサイズを利用しましょう．
- ときには，血糖値がどのくらい高くなったかをみるために，甘いお菓子を食べてから2時間後に血糖値を測定しましょう．

砂糖を減らす簡単な方法

- レギュラーソーダからダイエットソーダに変更する．さらによいのは水にすること．
- アイスティーを買うときや注文するときは，無糖のものか，低カロリーの甘味料が使われているものにする．
- フルーツドリンクや風味をつけた炭酸水を購入するときは，栄養成分表示を読むようにする．カロリー，炭水化物，砂糖ができるだけ0に近いものを選ぶ．フルーツドリンクをフルーツジュースの代わりにすることもできるが，それよりも水を飲んだり，くだものを食べたりするほうがよい．
- 缶詰のくだものを選ぶときには，甘いシロップのものはやめて，果汁だけか薄いシロップで漬けてあるものにする．
- 砂糖の代わりに低カロリーの甘味料を使う．
- 通常のジャムやゼリーの代わりに，低糖や無糖のものを使う．

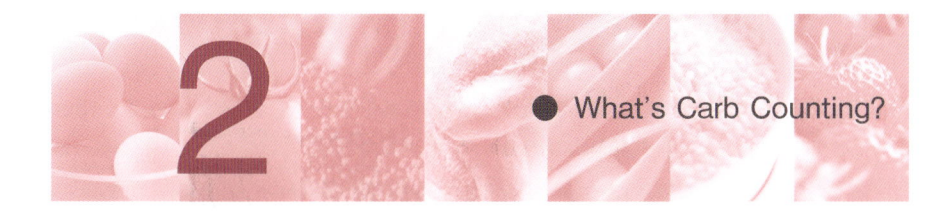

カーボカウントとは何か？

What's Carb Counting?

簡単な歴史

　長年にわたって，炭水化物をカウントすることはイギリスで用いられる食品選択の方法でした．1990年代前半，カーボカウントは「糖尿病のコントロールと合併症に関する臨床試験（Diabetes Control and Complications Trial）（以下，DCCTと略す）」において，多大な注目を集めました．DCCTは1型糖尿病患者を対象とした長期研究で，血糖値を良好に保つことで，網膜症，腎症，神経障害などの糖尿病による合併症を減らせることを示しました．カーボカウントはこのDCCTにおいて用いられた食事計画のひとつです．

　アメリカ糖尿病協会（ADA）が1994年版の栄養勧告を作成するためにカーボカウントを支持する研究結果を用いたときにも，カーボカウントに対する興味がもたれるようになりました．この栄養勧告のなかで，ADAは血糖コントロールのために重要なのは，**どんな食品から炭水化物を摂取したかではなく，摂取した炭水化物の総量である**ことを強調しました．一般に，血糖値という点から考えると，炭水化物は炭水化物にすぎません．今日では多くの医療従事者が糖尿病患者にカーボカウントの使いかたを教えています．この方法は，食品の選択方法に柔軟性を与えるとともに，血糖値の改善を助けることができます．

　カーボカウントは，食べるもののカロリーの何％を炭水化物から摂取しなければならないと指図するものではありません．カーボカウントは単に，バランスのとれた食事を計画実行し，血糖値をコントロールするための方法にすぎません．もし，あなたと医療従事者が炭水化物の摂取量を（総摂取カロリーの約40％程度に）減らすことで糖尿病や栄養の目標をより上手に達成できると信じているならば，それはそれでよいでしょう．反対に，もしあなたが菜食主義者で主として炭水化物を食べるのであれば，総摂取カロリーのほぼ60％を炭水化物から摂取する

ことで目標を達成できるかもしれません．最も大切なことは，毎日使うことができて長期間うまくいくような食事計画を見つけることです．どれくらいの量の炭水化物を摂取するべきかについては，21頁の**表2-3**を参考に学習してみてください．

カーボカウント：その基礎から応用まで

　カーボカウントは基礎から応用まであり，途中どこでも立ち止まることができます．カーボカウント基礎編は理解するのが簡単で，カーボカウントをどれだけ深く勉強していくとしても，ここが出発点になります．初めての人にとってカーボカウントを実践に移すためには，まずいろいろな食品に含まれる炭水化物量の計算方法を学びます．その後，食事とスナックからどのくらいの量の炭水化物を摂取すべきかを学習します．カーボカウント基礎編の焦点は，血糖値を自分の目標範囲に保つために，毎日同じ時間にだいたい同じ量の炭水化物を食べることにあります．以下にジョーを例にとって説明します．ジョーは血糖値をコントロールするためにカーボカウント基礎編を用いています．

ジョーの場合

　ジョーはからだがだるく，のどが渇くために医者の診察を受け，自分が糖尿病であると知りました．家族に糖尿病の者がいるので，ひょっとすると自分も糖尿病かもしれないと思っていました．ジョーは，地方空港で航空機の整備士として熱心に働いていました．糖尿病であると診断されたとき，血糖値は250 mg/dlで，HbA$_{1c}$は10.5％でした．ジョーは56歳で，約30ポンド（13.6 kg）太りすぎていました．ここ15年ばかり，毎年5ポンド（2.3 kg）ずつ体重が増えてきていました．ジョーは高血圧もあり，薬で血圧をコントロールしていました．主治医は，血糖値を下げるために経口糖尿病薬を開始しました．また，主治医はジョーに地域の病院で開かれている糖尿病教室に参加するように指示しました．ジョーと妻は教室に参加し，栄養士から個別指導も受けました．

　栄養士はジョーの食生活について時間をかけて話を聞き，ジョーが何を変えようと思っているのかを尋ねました．ジョーは，日中は決まった時間に食事をし，夕食と夜食の量を減らすようにしないといけないと思っていると答えました．さらに，1週間のうち甘いものを食べる日を決めたら，ほかの日は食べないようにできるかもしれないと考えました．栄養士はジョーならカーボカウント基礎編をうまく使えると考えていましたが，ジョーと妻は栄養についてほとんど知識があ

りませんでした．最初の個別指導で栄養士が教えたのは次のようなことです．
① 血糖値に対する炭水化物の効果．
② どんな食べものに炭水化物が含まれているのか．
③ 「炭水化物1食分」と考えられている食品の量．
④ ジョーは朝食，昼食，夕食や夜食にどのくらいの量の炭水化物を食べるべきか．

また，栄養士はジョーにいくつかの食品見本を渡し，栄養成分表示に記載されている総炭水化物量を見つける方法を教えました．さらに血糖値への炭水化物の効果をみるために1日2回，食前と食後に血糖値を測定することを勧めました．
ジョーと栄養士が立てた食事計画は次のとおりです．

　　朝食：炭水化物75g（5カーボ）
　　昼食：炭水化物75g（5カーボ）
　　夕食：炭水化物90g（6カーボ）
　　スナック：炭水化物30g（2カーボ）
　　＊1カーボは，約15gの炭水化物に等しい量です．

ある1日のジョーの食事計画
　　朝食：
　　　ピーナッツバターをつけた全粒トースト2枚（2カーボ/炭水化物30g）
　　　バナナ大1本（2カーボ/炭水化物30g）
　　　オレンジジュース1/2杯（1カーボ/炭水化物15g）
　　昼食：（ファーストフードレストラン）
　　　ハンバーガー1個（2カーボ/炭水化物30g）
　　　フライドポテト小1個（2カーボ/炭水化物30g）
　　　低脂肪牛乳8オンス（1カーボ/炭水化物15g）
　　　ももまたは洋なし小1個（持参したもの）（1カーボ/炭水化物15g）
　　夕食：
　　　サラダーゆでた緑黄色野菜1/2カップ
　　　パスタ2カップ（6カーボ/炭水化物90g）
　　　トマトとミートソース1/2カップ（1カーボ/炭水化物15g）
　　　ロールパン1個（1カーボ/炭水化物15g）
　　スナック：
　　　無脂肪牛乳1杯（1カーボ/炭水化物12g）
　　　クッキー小2枚（1カーボ/炭水化物15g）

ジョーは1カ月後に栄養相談の予約を取りました．予約の日，ジョーはたいへん満足していました．体重が以前より2ポンド減り，さらに重要なことには，早

朝空腹時や食前での血糖値は 100 mg/dl 台半ばに，食後 2 時間値は 180〜200 mg/dl まで低下していたのです．しかし，ジョーは特に夜にお腹が減ると訴えました．以前には，この時間にむしゃむしゃ食べていたのです．栄養士とジョーは，「もっと食べる必要があると感じている」のか「単にその時間帯に食べる習慣があったというだけで，空腹を感じている」のかを話し合いました．その結果，昼食と夕食の炭水化物量を増やし，朝食の炭水化物量を減らすことにしました．さらに，より満足が得られる夜食をとることを提案しました．

　栄養士との相談の際に，ジョーは自分がいつも食べている食品ラベルをいくつか持参しました．ジョーと栄養士は，これらの食品をジョーのカーボカウントにうまく組み込む方法について話し合いました．栄養士は，週に何回か夜に散歩すれば，カロリーを消費して血糖値を下げることができるとアドバイスしました．散歩することで，食べもののことから気をそらすことにも役立つと思ったからです．ジョーは，週 3 回の夜の散歩をやってみると言いました．1 カ月後に栄養相談の予約をしました．3 回目の相談では，ジョーのカーボカウントがジョーと糖尿病の状態にどのように影響しているかを引き続きチェックする予定です．また，ジョーがさらに学ぶべきことは何か，どんな支援を必要としているかについても考えていく予定にしています．

　このシナリオでは，カーボカウント基礎編はジョーの求めているものによく合っていましたし，現在でもうまくいっています．ジョーはカーボカウント基礎編が実行しやすいことがわかりましたし，ごちゃごちゃした計算に気を使ったりしたくないのです．カーボカウント基礎編を使うことで，ジョーの血糖値はよい範囲に落ち着いてきましたし，それはとても重要なことです．

カーボカウント応用編

　カーボカウント応用編は，主として長く作用する中間型や持効型溶解インスリンとともに食事のたびに速効型や超速効型インスリンを注射している人や，インスリンポンプを使っている人のための，より複雑な方法です．カーボカウント応用編を使用するにあたっては，食事前の血糖値と食べようとする食事中の炭水化物量に基づいて食事の際のインスリン注射量を調節することを学ばなければなりません．また，食べようとしているものに含まれる炭水化物量が何グラムなのかを正確に計算することを習得しなければなりません．さらに，自分自身のインスリン炭水化物比（ときにはインスリン：カーボ比と呼ばれます）を医療従事者とともに算出する必要があります．この比は，食べる分の炭水化物を「カバー」して血糖値を高すぎず低すぎずの目標範囲内に収めるためには，どのくらいの量の

速効型インスリンを注射する必要があるかを教えてくれます．たとえば，あなたにとっては 15 g の炭水化物摂取で通常血糖値が 50 mg/dl 上昇し，この血糖値の上昇を抑えるためには，1 単位の速効型インスリン注射が必要だとわかってくるでしょう．しかし，すべての人が同じというわけではありません．それぞれの人に必要なインスリン量は，個別に決められるべきなのです．

　カーボカウント基礎編と応用編に違いはありますが，これらはまったく異なる食事計画の方法ではありません．この 2 つは，あなたの糖尿病を管理する方法や，柔軟なやりかたを求める気持ちや，インスリンや食べものの量を調節する仕方に基づいて，時間とともに発展させていくことができる方法なのです．どのくらい詳しいところまで勉強するかは，あなたが決めることです．おそらく，あなたはジョーのように血糖値のコントロールに役立つカーボカウント基礎編を習得することができるでしょう．そして数年後（もしくはもっと後）には，血糖値をコントロールするためにインスリン注射を始める必要があると納得する時期が来るかもしれません．これは珍しいことではありません．実際のところ，2 型糖尿病患者の 50〜60 ％は病状が進行するにつれてインスリン注射を始めるようになります．ひょっとするとあなたは，インスリン注射によって血糖値をコントロールすることは難しいと感じ，もし食事ごとに注射するインスリンの量をもっと正確に調節する方法を学べば，よりよい糖尿病コントロールを達成できるのではないかと思うようになるかもしれません．

カウントするための 2 つの方法

　ジョーの食事計画でみたように，炭水化物をカウントするには 2 つの方法があります．炭水化物のグラム数をカウントする方法と，炭水化物のサービング数をカウントする方法です．炭水化物のグラム数をカウントする方法を習ったのなら，食べた食品ひとつずつに含まれる炭水化物のグラム数を合計します．炭水化物のグラム数をカウントするのはより正確なやりかたで，カーボカウント応用編を実行するときにも使うべき方法です．

　どちらの方法で炭水化物をカウントするにせよ，よく食べる食べものの炭水化物量を知ることが近道になります．たとえばマッシュポテト 1/2 カップ，ドライシリアル 1 オンス，パン 1 枚は，どれも 15 g の炭水化物を含んでいます．もし 1 カップのマッシュポテトを食べるなら，15 g＋15 g で合計 30 g の炭水化物を摂取することになります（第 1 章の**表 1-1** を参照してください）．付録 1 には，さらに詳しい一覧表があります．ここには，アメリカでよく食べられている 500 の食品が 1 サービング（1 食分）当たりの正確な炭水化物グラム数と一緒に載ってい

す．そのほかに食品ラベルのなかの栄養成分表示や，栄養素の資料が載せてある本やインターネットサイトもカーボカウントに役立つでしょう．これらは参考資料として付録2に載せてあります．

15という数字を覚えておく

15という数字は，食品中の炭水化物量をおおざっぱに見積もったり，栄養成分表示の情報を利用したりするときに役立ちます．なぜなら，この数字は，でんぷん，くだもの，牛乳，ヨーグルトなどの炭水化物を含む食品群の，1食分当たりの炭水化物グラム数を示しているからです（**表 2-1**）．しかし，少なくとも現実の世界においては，すべての食品の1食分が正確に15 gの炭水化物を含んでいるわけではありません．このことから，炭水化物のグラム数は1食分の量や食品の種類によってさまざまであることがわかります．1食分にどのくらいの炭水化物が含まれているか，あるいは1食分でどのくらいのカーボ数に相当するかを判断するには，**表 2-2** が役に立つでしょう．

どれだけの炭水化物を食べるべきか？

どんな人にもあてはまる正しい炭水化物の量というものはありません．食事や

表 2-1　炭水化物のサービング数

食品群	1サービング	2サービング	3サービング
でんぷんを多く含んだ料理	15 g	30 g	45 g
くだもの	15 g	30 g	45 g
牛乳，ヨーグルト	12 g	24 g	36 g

*アメリカ糖尿病協会とアメリカ栄養士会により出版された「食事計画のための食品交換表 2003年版」のサービング数に基づく．

表 2-2　カーボ数と炭水化物グラム量

カーボ数	炭水化物グラム量	1食分当たりの炭水化物グラム量
1/2	6〜7	6〜7
1	15	8〜22
2	30	23〜37
3	45	38〜52
4	60	53〜65
5	75	68〜82
6	90	83〜95

表2-3 どのくらいの炭水化物を食べるべきか？

カロリー範囲*	ダイエット中の女性 1200～1400 kcal	高年で小さい体格の女性 1400～1600 kcal	中から大柄な女性・高年男性・小柄あるいは中くらいの体格でダイエット中の男性 1600～1900 kcal	子ども・10代女性・活動量の高い大柄な女性・小柄から中くらいの男性 1900～2300 kcal	10代男性・活動量の高い中から大柄の男性 2300～2800 kcal
〈炭水化物エネルギー比〉	40～45%** | 45～50%**	40～45% | 45～50%	40～45% | 45～50%	40～45% | 45～50%	40～45% | 45～50%
炭水化物（g）	130 | 160	150 | 180	180 | 210	215 | 260	260 | 300
炭水化物単位量***（①+②+③，④は含まない）	8 | 10	9 | 11	11 | 13	13 | 16	16 | 19
1日量					
①穀類・豆類・でんぷんの多い野菜	4 | 5	5 | 6	6 | 8	8 | 10	10 | 12
②くだもの	2 | 3	3 | 3	3 | 3	3 | 4	4 | 5
③牛乳****	2 | 2	2 | 2	2 | 2	2 | 2	2 | 2
④でんぷんを含まない野菜	3 | 3	4 | 4	4 | 4	5 | 5	5 | 5
肉類*****	6 | 5	7 | 6	8 | 7	9 | 8	10 | 9
〈脂肪エネルギー比〉	35～40%** | 30～35%**	35～40% | 30～35%	35～40% | 30～35%	35～40% | 30～35%	35～40% | 30～35%
脂肪の合計（g）	50 | 45	65 | 55	75 | 60	90 | 75	110 | 90
脂肪単位数******	7 | 6	9 | 8	10 | 8	13 | 10	16 | 13

*それぞれのグループに適正と考えられるカロリー範囲を示しています．あなたに必要なカロリーや，糖尿病や食事に必要な栄養素がどのくらいかを学ぶために，糖尿病を専門とする栄養士の力を借りましょう

**カロリー範囲それぞれに2種の栄養配分の違いを示してあります．①総エネルギーの40～45％を炭水化物から35～40％を脂肪から摂取する方法と②総エネルギーの45～50％を炭水化物，30～35％を脂肪から摂取する方法です．①は，炭水化物系を低く，脂肪を高く配分するので，2型糖尿病や脂質に問題のある患者に適しています．脂肪はできるだけ一価不飽和脂肪酸を含む食品からとるようにしましょう（付録1参照）．

***炭水化物総量＝穀類＋豆類＋でんぷんの多い野菜＋くだもの＋牛乳です．でんぷんの少ない野菜は含まれていません．

****無脂肪牛乳（8オンス（240 m*l*）当たり12 g炭水化物量，8 gのたんぱく質量）が基準です．9～18歳の子どもは1300 mg/日量のカルシウムが必要です．少なくとも1日に3単位の牛乳をとらなくてはなりません．
19～50歳の成人は1000 mg/日量．

*****オンス．1オンス＝30 g．1オンス当たり赤身肉としてたんぱく質7 g脂肪3 gをベースとして算出．日常使用している部位によって単位g数は変わります．付録1参照．

******脂肪単位数は脂肪5 gの数を示しています．付録1参照．

スナックで摂取する必要がある炭水化物の量は，いくつかの要素に基づいて決められるべきです．

■ 体重と身長
■ 食習慣と1日のスケジュール

炭水化物のグラム数とは何か？

```
Nutrition Facts
Serving Size 1 cup (58g)
Servings Per Container about 8

Amount Per          Multi-Bran    with
Serving                Chex     1/2 cup
                               skim milk
Calories               200       240
  Calories from Fat     15        15
                          % Daily Value**
Total Fat 1.5g*         2%        3%
  Saturated Fat 0g      0%        0%
  Polyunsaturated Fat 0.5g
  Monounsaturated Fat 0g
Cholesterol 0mg         0%        1%
Sodium 380mg           16%       19%
Potassium 220mg         6%       12%
Total
Carbohydrate (49g)    16%       18%
  Dietary Fiber 8g     30%       30%
  Sugars 12g
  Other Carbohydrate 29g
Protein 4g
```

栄養成分表示を見るときに，炭水化物のグラム数をサービングサイズに書いてあるグラム数と混同してはいけません．

あなたのグラム数に関する知識をチェックするために次の質問に答えてください．

メートル法で重量の単位はグラムである．　　　　　　　　　　　　　正しい

炭水化物はグラムでカウントする．
　　　　　　　　　　　　　正しい

1オンスで量るときには30gで換算する．　　　　　　　　　　　　　正しい

炭水化物を含む食品の重量がその食品に含まれる炭水化物量である．　誤り

　食品中の炭水化物，たんぱく質，脂肪のグラム数は食品自身の重さと同じではありません．たとえば，中サイズ（4オンス）のりんごの重さは120g（1オンスが30gだから）ですが，炭水化物量は約15gです．中サイズ（6オンス）ポテトは180g（30g×6オンス）ですが，炭水化物量は約30gです．

- 好きな食べもの
- 運動量
- 健康状態と糖尿病の目標
- 用いている糖尿病の薬やインスリン注射とその時間帯
- 血糖自己測定の結果
- 血中脂質の検査結果

　男性か女性か，大きいか小さいか，体重を減らしたいかどうかを基にして摂取する炭水化物の量を決めるには，一般的な指針がいくつかあります．**表2-3** はあなたが健康的な食事計画を設計する助けになるでしょう．自分にとって最も適切なカロリーレベルや栄養分析を確認できたら，1日の合計のカーボ数を食事やス

ナックに分けていきましょう．始めるときには，食事ごとに女性で3〜4カーボ（炭水化物45〜60 g），男性は4〜5カーボ（炭水化物60〜75 g）を必要とします．体重を減らしたいなら，もうすこし少ない量がよいでしょう．もし食事のたびにインスリン注射をするならば，食べる炭水化物の量に「見合った」インスリンを調節する方法を身につけなければなりません．カーボカウント基礎編を使用する人は，食事やスナックから摂取する炭水化物の量を毎食，毎日，一定に保つことが大切です．このことが，血糖値をコントロールすることに役立つでしょう．

　表2-3に示された炭水化物の量を出発点だと考えてください．そして，あなたとともに，あなた自身に合った炭水化物の量を決めたり，カーボカウントを習得する手助けをしてくれたりするような，糖尿病療養指導を専門とした栄養士を見つけましょう（157頁に栄養士を見つける方法を記載してあります）．

3 Are You Ready to Begin Basic Carb Counting?

カーボカウント基礎編を始める準備はできていますか？

自分自身を振り返ってみましょう

　あなたは食べもののなかに含まれる炭水化物の量を知り，1食分を計算して炭水化物量を算出したり，少なくとも日に2回血糖値を測って，その数値を記録したりする心の準備はできていますか？　たいへんそうですが，カーボカウントを始めるにあたって，ひとつひとつがとても重要なことです．やっていくうちにカーボカウントに慣れ，目安量がわかるようなればこの作業をそれほど難しく考えることはなくなるでしょう．だからといって，食事量や血糖値を気にしなくてもよいということではありません．カーボカウントは難しいものではありませんが，あなた自身のやり遂げようとする気持ちが必要なのです．

以下の準備はできていますか？

1. 自分の生活スタイルにあった食事療法のやりかたをみつけ，柔軟性を求めること
　　　□　はい　　□　いいえ

　みなさんはこれまでいろいろな食事療法－食品交換表，フードガイドピラミッドやカロリー計算－を行ってきて，もっと柔軟性のある食事療法のやりかたがあるはずと思ったでしょう．糖尿病になったばかりのあなたに，ライフスタイルにあった方法だからと医療従事者がカーボカウントを勧めてくれたのかもしれません．

2. よりよい血糖コントロールを達成するための食事療法のやりかたを見つけること

　　　　　☐　はい　　☐　いいえ

　このことを望まない人はいませんね．食べる炭水化物の量が増えれば，血糖値はさらに上昇します．どのくらい血糖値が上昇するかがわかっていれば，血糖値を下げるために運動量を増やしたり，薬の量を調整したりすることができます．もし毎日同じ食事で炭水化物量が変わらなければ，血糖値のコントロールがもっとよくなるのはうなずけます．

3．食品とそれに含まれる炭水化物量についてよく知ること
　　　　　☐　はい　　☐　いいえ

　食品によって含まれる炭水化物量は異なります．そこで，食品に含まれているおおまかな炭水化物量を知っておきましょう．数限りない食品リストから食品を探して，その食品に含まれる炭水化物の量を計算する方法についても学びます．

4．自分が食べるものやその量に注意を払うこと
　　　　　☐　はい　　☐　いいえ

　ほどよい量で好きな食事をとることができます．家で食事をしても外食であっても，食べる分量の見当をつける方法を身につけましょう．

5．食べる食品の種類や量，食べる時間，それぞれの食品，食事，間食にどのくらい炭水化物が含まれているか，詳しく食事記録をつけること
　　　　　☐　はい　　☐　いいえ

　記録をつけることで，実際に食べている食品の種類や量を把握することができます．また，炭水化物量に関するデータベースをつくることに役立ち，いつまでも炭水化物量を調べ続ける必要がなくなります．

6．少なくとも1日2回血糖測定を行い，その結果を記録すること
　　　　　☐　はい　　☐　いいえ

　多くのことが血糖値に影響を及ぼします．もし，これまで血糖測定を行っていなかったのなら，2〜3週間にわたり食前あるいは食後2時間の血糖値を測る必要があります．食事記録と一緒に血糖測定をすることによって，炭水化物の摂取量のちがいが血糖値に与える影響について知ることができます．

7．食べる分量を計量するための道具をもつこと，また実際に使うこと
　　　　　☐　はい　　☐　いいえ

　食べる量を推測できるようになるためには（計量する道具をもっていないときに），実際に食べる量を計ってみる必要があります．というのも，計ることによって食事中の炭水化物量を算出することができるからです．たとえば，パン1枚は1カーボ，または炭水化物15gとなります．これは食料品店で市販されているパン1枚1オンス（28.35g）を基準としています．パン1枚が分厚く3オンスもあれば，3カーボあるいは炭水化物45gとなるわけです．

カーボカウントのために，以下のような道具をもっていますか，また購入する意思はありますか？

　　食品秤　　　　　　□　はい　　□　いいえ
　　計量カップ　　　　□　はい　　□　いいえ
　　計量スプーン　　　□　はい　　□　いいえ

カーボカウントをするならば，正確な分量を判断して食事ができるように何度も実践を重ねていかなればなりません．

いったんその方法を習得したとしても，毎月はかりを使って分量が増えていないかを確かめる必要があります．

8．総炭水化物量を知るために，食品の包装に表示されている栄養成分表を利用すること

　　　　　　□　はい　　□　いいえ

栄養成分表はカーボカウントをする人にとって，たいへん役立ちます．包装に記載されている食品の栄養成分表示は，正確な情報を与えてくれるので，炭水化物量をわざわざ調べる必要がありません．栄養成分表示を利用しながら炭水化物量に慣れてくると，包装のない食品やレストランでの食事など栄養成分表示がついていない食品の炭水化物量を推測しやすくなります．

9．血糖値をコントロールしていくためには，どのくらいの炭水化物をとったらよいのか，時間をかけて学習すること

　　　　　　□　はい　　□　いいえ

食べたものと血糖値を記録することは，食べものの炭水化物がどのように血糖値に影響しているかを如実に示してくれます．血糖値を目標範囲に維持するために，どのくらい炭水化物をとったらよいか，薬の量はどうすればよいか，またどのくらい運動すればよいかといったことを，あなたと医療従事者が決める手助けとなります．また，いつ調整が必要なのかについても教えてくれます．

4 ● How Many Meals and Snacks to Eat?

どのくらい食事や間食をとりますか？

　何年ものあいだ，糖尿病患者において推奨された食事療法はしっかりとした1日3回の食事に加え，3回の間食をとることでした．けれども，この方法はもはや当てはまりません．今日では治療法の選択の幅が広がり，薬の種類が増えたことによって血糖値が下がり過ぎることがなくなり，必ずしも間食をする必要がなくなりました．とはいえ，この方法を望んでいる人がいるかもしれません．必要であることと，そうしたいのとは異なります．それは大きな違いなのです．いずれにせよ，よりよい血糖コントロールを達成するために，自分にとって適切な食事および間食回数について医療従事者と十分に話し合ってみてください．1日に何回，食事や間食をとるかは，あなたの生活習慣やスケジュール，日常どのように糖尿病管理を行っているか，またどのくらい柔軟性を求めるかを基に決められるのです．

簡単な歴史

　1994年まで2型糖尿病患者において使用できる薬物は，ただひとつの経口糖尿病薬であったスルホニル尿素薬と数種類のインスリンだけでした．どちらの薬剤もいろいろな食事量に対応できるものではなく，逆に血糖値を下げ過ぎてしまう（低血糖）原因となりました．低血糖を避けるために，これらの治療を行っている人たちは1日3食の食事に加え，2～3回の間食をとるように勧められました．

新しい時代が始まった

　いまでは，いろいろな時間や異なった方法で作用する，多くの種類のインスリンや経口糖尿病薬が使用できるようになりました．新しい薬剤を混合したり，組み合わせることにより，血糖値をコントロールするための選択肢がさらに増えま

した．新しい経口糖尿病薬のなかには低血糖をおこす心配がないものや，食後の急な血糖値の上昇に合わせて効果を発揮して，すぐ体内から消失するものがあります（**表4-1**）．これらの選択肢のなかから，あなたの糖尿病やライフスタイルに最も適した治療方法を選択することができます．これにより，決まった回数の食事や間食をとる必要はありません．まずあなたがするべきことは，血糖値の目標や自分のライフスタイルを考慮しながら，朝食，昼食，夕食そして間食の量を決めることです．もう一度，自分の血糖値を振り返って，食事や薬剤あるいはその両方を調整する必要がないかどうかを確かめてみてください．医療従事者はあなたの食事パターンに基づいて最も効果のある糖尿病治療薬や治療方法を選択できるようになります．

表4-1 糖尿病治療薬と低血糖

低血糖をおこしうる糖尿病治療薬	低血糖をおこさない糖尿病治療薬
スルホニル尿素薬：アマリール，Glucotrol, Glucotrol XL, DiaBeta, Glynase, Micronase, Orinase, トリナーゼ, ダイアビニーズ, Dymelor Glucovance（Glucovanceはメトホルミンと SU 薬である Glyburide の合剤．Glyburide が低血糖をおこしうる） Metaglip（Metaglipはメトホルミンと SU 薬である Glipizide が低血糖をおこしうる） Meglitinides：Repaglinide（Prandin） **D-フェニルアラニン**：ナテグリニド（Starlix） **インスリン**	**メトホルミン**：Glucophage, Glucophage XR **α-グルコシダーゼ阻害薬**：Precose, Glyset **チアゾリジン薬**：Avandia, アクトス Avandamet（AvandametはAvandiaとメトホルミンの合剤で，いずれも低血糖をおこさない）

どのくらい食事や間食をとっていますか？

　毎日毎日，同じ食事と間食を食べて，ほぼ同量の炭水化物をとっていたとすれば，おそらく最も良好な血糖コントロールを達成することができるでしょう．摂取した炭水化物量に応じて薬の量を調節しなくてもよいのも納得できます．けれども，多くの人たちにとってこの方法を実生活に取り入れることはできず，行っている人はほとんどいません．朝食はたいていが，慌しく玄関を飛び出しながら，または車の中で食べることが多く，昼食は朝食と夕食の中間量を素早くとり，夕食は1日のなかで最も量が多いものなのです．このような形で食事をしているな

らば，医療従事者は当然このことを考慮に入れて糖尿病治療薬を処方しなければなりません．

　皆さんに一言：食生活や1日のスケジュールについて，できるだけ多くの情報を医療従事者に伝えてください．実際の生活とかけ離れた理想的な9時から5時のライフスタイルに基づいた薬の処方をしてもらわないようにしてください．また，3食の食事に加え2回の間食が必要か，必要でないのか，また日頃何時に食事や間食をとっているのかを伝えてください．糖尿病治療薬はそれぞれ作用発現時間，最大発現時間，持続時間が異なるので，食べる時間にこの"作用曲線"を合わせる必要があります．そのため，医療従事者が薬の選択をする際にこれらの情報は役立ちます．薬の作用に合わせて食事をするのではなく，実際の食生活に応じた薬物治療を選択することが重要であり，そのためにあなた自身のことやあなたの生活習慣に関する情報を医療従事者に提供し，十分理解してもらうようにしてください．

　これまで食事記録をつけるよう言われなかったとしても，食事記録をつけようと思うでしょう．自分自身の実際の食習慣について理解していないかもしれません．食事記録からあなた自身が選んだ食品やライフスタイルに関しての情報を得

2つの速効型薬剤

　低血糖を引きおこす可能性のある2種類の薬剤について示します．

　けっして，早く作用するから低血糖がおこるのではありません．経口治療薬ではレパグリニド（プランディン）とナテグリニド（Starlix，日本ではファステック，スターシス）の2つの薬剤があります．

　プランディンは食直前に服用します．この薬剤はすい臓から素早いインスリン分泌を促し，炭水化物によって生じる食後の血糖上昇を抑えるのを助けます．薬剤の量に合った食事を十分とっていれば，低血糖をおこす危険性は少ないと考えます．

　インスリンにおいては，リスプロ（ヒューマログ）とアスパルト（ノボログ，日本ではノボラピッド）の2種類の超速効型インスリンを使用することができます．超速効型インスリンは食後の血糖上昇に関連して作用します．そのインスリン製剤は5〜15分後から効き始め，45〜75分後にピークに達します．いずれのインスリンも約4時間以内に効果が消失します．これらインスリンの一般的な発現時間，最大作用時間，持続時間を覚えておいてください．個人差が多少あるかもしれません．早い作用発現により，数時間後の低血糖を防ぐための間食が必要ではなくなります．

ることができ，その情報を基に医療従事者と話し合うことができます．もし低血糖がときどきおこっていたり，空腹感を感じていたり，あるいは体重が増加してきているようであれば，そのことを医療従事者に伝えてください．これらのことは，糖尿病治療薬があなたのライフスタイルにうまく合っていないことを示唆しているからです．また，血糖値を記録することが，うまく血糖コントロールが行えているかを知る最もよい方法です．糖尿病治療薬にはさまざまな種類があり，自分のライフスタイルに合わせて柔軟に対応できる治療計画を立てることができることを覚えておいてください．

間食についての重要な質問と回答

間食をとるか，とらないか？

1日に何回の食事や間食をとることがあなたにとってよいのかを判断するための質問です．

1．1日の食事は少量ずつ6回に分けて食べるのと，3食しっかり食べるのとでは，どちらがよいですか？
2．決まった時間に間食をすることを楽しみにしていますか，それとも面倒であると感じていますか？
3．間食を摂る場合，何時に食べたいですか？
4．間食は良好な栄養状態を維持するために必要だと思いますか？　また血糖値を管理するために必要だと思いますか？

間食にはどんな食品がよいですか？

現在，健康によいスナックもあれば，あまり健康によいとはいえないスナックもたくさんあります．理想的なスナックは新鮮で購入やもち運びが便利なもので，簡単に食べられるものです．健康によく，利用しやすいスナックをいくつか紹介します．

- くだもの（生，缶詰，干したもの）
- ナッツ類
- ヨーグルトや牛乳
- 乾燥シリアル
- ポップコーン
- プレッツェル

残念ながら，上記に示したスナックはポテトチップスやコーンチップス，クッキー，キャンディー，アイスクリームといった高カロリー，高脂肪，高塩分のあまり健康にはよくないスナックのように，簡単に利用できるものではありません．そのため，からだによいスナックを食べるためには，前もって準備する必要があります．たとえば，自動販売機の誘惑に負けないように，出かけるときは小さいくだものを少し持っていくとよいでしょう．前もって準備することで，食物繊維，ビタミン，ミネラルを多く含んだスナックを食べることができるのです．付録1に健康によいスナックとして利用される食品の炭水化物量について記載してあります．

くだものまたはフルーツジュースを間食としてとったらよいでしょうか？

　たいていのアメリカ人はくだものを十分摂取していないため，上の質問への答えはイエスです．糖尿病患者は，くだものやフルーツジュースは血糖値が食後すぐ上昇するために間食にはとらないように言われていました．しかし，最近の研究では炭水化物はたいてい，同じ量であれば血糖値が上昇する時間やその程度に差がないといわれています．くだものやフルーツジュースも例外ではありません．実際，くだものはおよそ50％の果糖を含んでいるため，ほかの炭水化物よりもゆっくりと血糖値を上昇させることがいくつかの研究で報告されています．食事療法を改善するためにさらにくだものをとる必要があり，その方法が唯一間食としてならやってみてください．そして，くだものの摂取2時間後に血糖測定を行い，どのくらい血糖値が上昇したかを確認してみましょう．血糖値が高すぎるなら，間食ではなく食事と一緒にくだものをとるようにしてみてください．

スナックには炭水化物とたんぱく質を含んでいたほうがいいでしょうか？

　これまでは食間のスナックとしては，特に寝る前には炭水化物とたんぱく質を含むスナックを食べるようにいわれてきました．クラッカーやチーズ，ピーナッツバター，ターキーやローストビーフのサンドイッチを半分，グラハム製粉入りのクラッカーと牛乳などです．たんぱく質はエネルギー源として長く持続するため，血糖値を長時間維持させて低血糖を防ぐと考えられていました．いくつかの研究において，たんぱく質は食事や間食後の血糖値の上昇を抑えてくれることがわかっています．自分の血糖値の結果をみて，その傾向が確かであれば，今後もたんぱく質と炭水化物を含むスナックを選ぼうと思うでしょう．特に夜間においてお腹も満たされ，その効果を認めることができるので…．もし，間食にたんぱ

く質をとることが血糖コントロールの維持に役立つのかわからない，あるいはたんぱく質はむしろ食事中にとりたいと考えるのならば，自分の糖尿病治療計画の調整を医療従事者に相談してみてください．詳しくは第6章を参照してください．

糖尿病患者用につくられたスナックの効果は？

　これについては議論の余地があります．プラス面もあるしマイナス面もあります．プラス面は現在売られているスナックと比較して，必要なビタミンやミネラルを含んでいてからだによく，簡単にすぐ食べられるように棒状や飲料になっていることです．いくつかの研究ではこれらの食品には単にカロリーやビタミン，ミネラルが含まれているだけではなく，摂取後2～3時間の血糖値の上昇を抑える効果があることがわかっています．この効果は製品に含まれる炭水化物を主成分としたものや栄養素の比率によるものと考えられます．また，マイナス面として，これらの食品は値段が高いことが挙げられます．食品のなかには多くの脂肪とカロリーを含むものがあります．定期的にこのような食品をとるのであれば，食事計画と合わせて考える必要があります．そのため，必要以上に摂取しないように注意してください．

スーの場合

　スーは35歳で，1型糖尿病になって10年になります．彼女は自分の体重をコントロールするためにいつも一生懸命でした．彼女は何年間も，中間型インスリンと速効型インスリンを使用して，朝食前と夕食前の1日2回の注射を行ってきました．昼食と夕食のあいだ，就寝時に血糖値が下がり過ぎないように，補食をとるように勧められていました．彼女は大手食品サービス会社の巡回販売員として働いています．いつも決まった時間に昼食や午後の補食をとることができないため，低血糖になってふるえや発汗などの症状が出ることがありました．そのようなとき，慌ててアイスクリームやチョコレートなどのカロリーの高い食品をとって，低血糖に対して過剰に対処していました．スーにとって仕事中に補食をとることは面倒であり，また体重維持の妨げになるので，なるべく補食をとらないようにしたいと思っていました．彼女は1日4回の頻回注射療法―1日1回持効型溶解インスリンであるグラルギンと，血糖値と炭水化物量によって各食事時に超速効型インスリンを注射する組み合わせ―を行っている1型糖尿病患者の記事を読んだ後，その記事と一緒に自分の1週間の食事と血糖値の記録をもって主治医のもとを訪ねました．スーは補食をとって血糖値を維持することがしんどいこと，

そして仕事や毎日のスケジュールによる時間的拘束がかなりあることを強調して主治医に話しました．そして，このインスリン頻回注射療法が自分に合うかどうか尋ねたところ，主治医は"やってみましょう"と言ってくれました．彼女は，寝る前にグラルギンを1日1回と血糖値に応じて各食事時にある量の超速効型インスリンを注射することを始めました．彼女は主治医に言われてカーボカウントについて学ぶために，栄養士のところへ行きました．栄養士はカーボカウント基礎編と応用編についてのさわりを彼女に教え，スーのインスリン炭水化物比を計算しました．そうすると，彼女の場合は20 gの炭水化物に対して1単位の超速効型インスリンが必要ということがわかりました．スーは食事摂取量，炭水化物のグラム数，注射したインスリン量，そして少なくとも1日4回の血糖測定の結果を示した記録をもって栄養士との2回目の面談にやってきました．面談で少しずつ調整を加えていきながら，ゆっくりではありましたが確実に彼女の血糖コントロールは改善していきました．彼女にとって最もよかったところは，補食をとるわずらわしさがなくなったこと，そして体重を減らせたことです．これまでと同様に，血糖値が低くなったときや食事がとれなかったときのために，グルコースタブレットや保存のきくスナックを車に置いておくようにしています．

低血糖：どのような知識と対処が必要でしょうか？

血糖コントロールをしていくことは平均台の上を歩くようなものです．理想的な血糖値の範囲は90〜180 mg/dl（この値は食前，食後を含む）のあいだです．食後に血糖値の範囲が180 mg/dlを超えないようにすることは，からだにとって最も大切なことです．逆に血糖値がたびたび下がりすぎること（70 mg/dl以下）はよくありません．できるかぎり目標範囲内に血糖値をコントロールしようとすると，低血糖をおこしてしまうことがあります．そのため，インスリンや低血糖をおこす可能性のある経口糖尿病薬を使用しているならば，血糖値が下がりすぎてしまう可能性があることに注意してください（低血糖をおこす可能性がある薬剤とそうでない薬剤のリストを**表 4-1**に示しています）．2型糖尿病患者では低血糖をおこす可能性のある経口糖尿病薬を服用していたとしても，重症低血糖をおこすことはめったにありません．また，インスリンを使用している2型糖尿病患者でも同じことがいえます．しかし，1型糖尿病患者では容易に重症低血糖をおこしてしまう可能性があります．

低血糖はどのような原因でおこるのでしょうか？

- 低血糖をおこしうる薬の量が多かった（**表 4-1**）
- 食事やスナックにおける炭水化物量かつ/または食事量が少なかった
- 食事や補食の時間が遅れた，または食べなかった
- いつもより運動量が多かったのにインスリンや薬の量を減らさなかった，または炭水化物を余分にとらなかった

低血糖症状はどんなものですか？

低血糖の一般的な症状は：
- 振戦（ふるえ）
- 発汗
- ふらふらする，めまいがする
- 目がぼやける
- 気分の変調，怒りっぽくなる
- 頭痛

　以上の症状のうちひとつまたはいくつかの症状が当てはまる，あるいはどれも当てはまらないかもしれません．自分自身の低血糖症状を知っておくことは大切です．家族，友人，同僚にあなたの低血糖症状を知ってもらうことで，彼らにも低血糖に気づいてもらえるのです．血糖値が下がりすぎると思考力が低下したり動作が緩慢になったりします．さらに血糖値が下がると意識をなくしてしまうこともあります．家族や友人，同僚に自分は糖尿病であること，そして低血糖をおこすかもしれないことを伝えておかなければいけません．もし自分で低血糖に対処できないときは，何をしたらよいかを彼らに説明しておく必要があります．具体的には，グルコースタブレットを机の引き出しやナイトテーブルから取り出して食べさせる対応から，救急車を呼ぶ段階までを説明する必要があります．

低血糖を予防するために何ができますか？

　低血糖を減らすためには規則正しい時間に食事をとり，必要な炭水化物量をきちんととることが重要です．食事が5時間以上あいて，しかも糖尿病治療薬を使っている場合には，食間に補食をとる必要があるかもしれません．また糖尿病治療薬を使っているのなら，決められた時間に適切な量を使用するようにすることが大切です．通常よりも運動量が増えるのであれば，その分炭水化物を多めにと

る必要があります．運動をする前に血糖値を測るようにしてください．血糖値が100 mg/dl以下であれば，運動前に炭水化物を少しとるようにしてください．長時間にわたって運動するときにはなおさらです．運動後は炭水化物をさらにとる必要があるかどうか，血糖測定をして判断するようにしましょう．からだはさらに多くの糖を消費するため，血糖値はその後数時間にわたり下がっていきます．低血糖をおこさないように意識していても，突然おきてしまうことがあります．そのため，いつ低血糖がおこったとしても，いつでも対処できるようにしておきましょう．

低血糖にどのように対処したらよいでしょうか？

　まず，低血糖の対処を忘れないために"15ルール"という簡単な方法があります．低血糖がおこったら15 gの炭水化物をとって，15分待ちましょう（下記を参照）．その後，血糖値を測って，血糖値が上がっていることを確かめてください．もしまだ血糖値が70 mg/dl以下なら，もう一度"15ルール"を繰り返してください．

　炭水化物15 gの例
- グルコースタブレット3～4個（1個当たり炭水化物4 g）
- グルコースゼリーまたはその他のグルコース製剤
- フルーツジュース4～6オンス
- 炭酸飲料（ダイエットソーダではない）
- 小さなあめ玉6つ

　グルコースタブレットやグルコースゼリーはほかのグルコース製剤とともに，血糖値を速やかに上昇させることができるため，低血糖の対処によく用いられます．フルーツジュースや通常の炭酸飲料などはグルコースとフルクトースを含んでいますが，フルクトースはそれほど血糖値を上げません．また，グルコース製剤はもち運びに便利なので，グルコースタブレットを財布，ポケット，書類かばん，リュックサックにいつも入れておくようにしてください．また車のコンソールやベッドサイドにも置いておきましょう．血糖値がかなり下がってきてしまったと感じたときには，先に低血糖に対処してから血糖値を測ってください．運転中は特に注意するように心がけ，血糖値が下がりそうなら運転前に血糖測定を行いましょう．

無自覚性低血糖

　糖尿病を発症して5〜7年以上経過している人や低血糖を頻回におこす1型糖尿病の人たちのなかに"無自覚性低血糖"を経験したことのある人がいます．"無自覚性低血糖"とは低血糖にもかかわらず自覚症状が何もないことをいいます．もし無自覚性低血糖の経験があるのなら，頻回に血糖測定を行い，低血糖を防ぐようにしましょう．また血糖認識トレーニングについて医療従事者に相談してみてください．意識を失うまで血糖値が下がらないようにするためには，家族や友人，同僚に無自覚性低血糖について理解してもらうことが重要です．低血糖で意識がなくなったときの対処として，血糖値を上げるグルカゴンの使用方法を周りの人たちに説明しておくことが必要です．グルカゴンは医師の処方箋があれば，医療従事者から手に入れることができます．

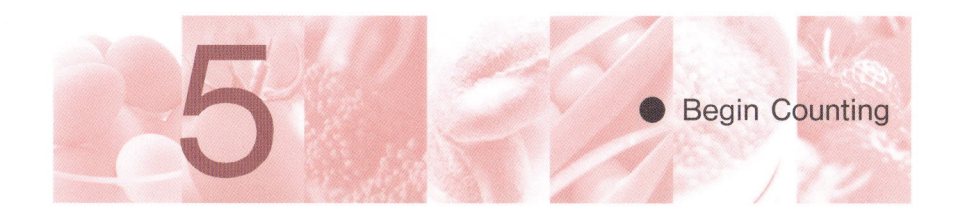

カーボカウントを始めましょう

● Begin Counting

　カーボカウントを始めるにあたって，あなたはもっと自分自身について知る必要があります．つまり，何を，いつ，どのくらい食べるかといった自分の食習慣を知ることです．これを達成する最もよい方法は現在の食習慣を日記として記録することです．平均的な1日の流れをみてください．おそらく，朝食は同じ時間に同じような内容を食べますが，昼食と夕食は決して同じ時間にはならないはずです．また，平日はぎっしり詰まったスケジュールでも，週末の予定は劇的に変わることがよくわかるでしょう．それとも，毎日，食事の時間が変わるのかもしれません．

　カーボカウント基礎編をうまく機能させるためには，いつ，どのくらい炭水化物（カーボ）を摂取するかを計算する必要があります．だいたい決まった時間帯に同じ量のカーボを摂取することは血糖値をコントロールすることを助けます．また，詳しく正直に記録してみてください．そうすることが自分の結果への信頼につながり，あなたの血糖コントロールに役立たせる唯一の方法といえます．

　以下に示す7つのステップは，自分の食事パターンやどのくらいカーボを摂取するかを把握することや自分が好んで食べるカーボの種類を学んだり，血糖記録と連動した食事記録を積み重ねることに役立ちます．1段階ずつ取り組んでいくことがカーボカウントについての腕も向上させるでしょう．

ステップ1：食事を記録する

　週末も含め，まる1週間分の朝食や昼食，夕食に摂取した食品を食事日記に書き記してみてください．軽食や少量の摂取でも忘れずに記載してください．食品を記録したその下にあなたが摂取した量も書きます．言うまでもなくこれが重要な情報源なのです！　もし計量カップやスプーンなどをもっているならば，これらを使い，きちんと正確な量を量ることをお勧めします．正確であればあるほど，

表 5-1　食事日記

月曜日		
朝食 午前 7 時	食べもの	量
	ブルーベリーベーグル	1 個
	ライトクリームチーズ	小さじ 2 杯
	いちご	薄切り 1 カップ
昼食 正午	食べもの	量
	クリスピーチーズピザ	3 14"切れ
	ガーデンサラダ	1.5 カップ
	サウザンドレッシング	小さじ 2 杯
	フローズンヨーグルトコーン	小 1 個
夕食 午後 6 時 30 分	食べもの	量
	グリルチキン	調理後重量 5 オンス
	バーベキューソース	小さじ 2 杯
	ロンググレインライスカセロール	1 カップ
	芯付とうもろこし	大 1 本
	マーガリン	小さじ 2 杯
	アップルソース（砂糖未使用）	1 カップ
間食 午後 9 時	食べもの	量
	オートミールレーズンクッキー	大 1 個
火曜日		
朝食 午前 9 時	食べもの	量
	レーズンブランマフィン	1 個
	オレンジジュース	8 オンス
	無脂肪牛乳	8 オンス
昼食 午後 12 時 30 分	食べもの	量
	チキンポットパイ	8 オンス
	ディナーロール	1 個
	りんご（中）	6 オンス
夕食 午後 7 時 45 分	食べもの	量
	スパゲッティ	2 カップ
	ミートソース	3/4 カップ
	パルメザンチーズ	小さじ 2 杯
	グリーンサラダ	1 カップ
	ノンオイルフレンチドレッシング	小さじ 2 杯
間食 午後 10 時 30 分	食べもの	量
	ライトアイスクリーム	1 カップ
	ブルーベリー	1/2 カップ

食事記録があなたや医療従事者にとってさらに役に立つものとなるでしょう．あなたが何を食べたかではなく，重要なのは摂取した"量"ということを覚えておいてください．自分自身で記録表をつくることもできますが，**表 5-1** と同じような表を使ってもかまいません．

　記録の構成要素として以下のことは必ず記してください．

- 曜日
- 食事時間
- 食品の量
- それぞれの食品の炭水化物量
- 食事やスナックの総カーボ数

ステップ2：カーボを含んでいる食品を見つけましょう

　1週間分の食事記録をつけ終わったら，カーボを含んでいる食品を調べて，その食品に○をつけてみてください（**表 5-2**）．乳製品，くだもの，デザートに含まれたカーボやノンオイルサラダドレッシングなどの数グラムの炭水化物もけっして忘れずに○をつけてください．この作業によってどの食品に炭水化物が含まれているか，また，自分がいつも何を食べているのかといったことがわかります．

ステップ3：食べた炭水化物を数える

　次に，それぞれの食事であなたがどのくらい炭水化物を食べたかを数えます．これを行うために付録1の食品リストや付録2のリストに載っている多くの情報源を駆使し，**表 5-3** で示すように炭水化物量を記入してください．次に，それぞれの食事とスナックの総量を合計してください．炭水化物量の代わりに，カーボ数を使用する場合は炭水化物15 g を1カーボとします．

表 5-2　食事日記（炭水化物を含んでいる食品に○印がついている）

月曜日

朝食
午前 7 時

食べもの	量
(ブルーベリーベーグル)	1 個
(ライトクリームチーズ)	小さじ 2 杯
(いちご)	薄切り 1 カップ

昼食
正午

食べもの	量
(クリスピーチーズピザ)	3 14"切れ
ガーデンサラダ	1.5 カップ
(サウザンドレッシング)	小さじ 2 杯
(フローズンヨーグルトコーン)	小 1 個

夕食
午後 6 時 30 分

食べもの	量
グリルチキン	調理後重量 5 オンス
(バーベキューソース)	小さじ 2 杯
(ロンググレインライスカセロール)	1 カップ
(芯付とうもろこし)	大 1 本
マーガリン	小さじ 2 杯
(アップルソース（砂糖不使用）)	1 カップ

間食
午後 9 時

食べもの	量
(オートミールレーズンクッキー)	大 1 個

火曜日

朝食
午前 9 時

食べもの	量
(レーズンブランマフィン)	1 個
(オレンジジュース)	8 オンス
(無脂肪牛乳)	8 オンス

昼食
午後 12 時 30 分

食べもの	量
(チキンポットパイ)	8 オンス
(ディナーロール)	1 個
(りんご（中）)	6 オンス

夕食
午後 7 時 45 分

食べもの	量
(スパゲッティ)	2 カップ
(ミートソース)	3/4 カップ
パルメザンチーズ	小さじ 2 杯
グリーンサラダ	1 カップ
(ノンオイルフレンチドレッシング)	小さじ 2 杯

間食
午後 10 時 30 分

食べもの	量
(ライトアイスクリーム)	1 カップ
(ブルーベリー)	1/2 カップ

表 5-3 食事日記（炭水化物量を記入）

月曜日

朝食
午前 7 時

食べもの	量	炭水化物量(g)
ブルーベリーベーグル	1 個	61
ライトクリームチーズ	小さじ 2 杯	2
いちご	薄切り 1 カップ	12
		計：75

昼食
正午

食べもの	量	炭水化物量
クリスピーチーズピザ	3 14"切れ	66
ガーデンサラダ	1.5 カップ	0
サウザンドレッシング	小さじ 2 杯	3
フローズンヨーグルトコーン	小 1 個	23
		計：92

夕食
午後 6 時 30 分

食べもの	量	炭水化物量
グリルチキン	調理後重量 5 オンス	0
バーベキューソース	小さじ 2 杯	4
ロンググレインライスカセロール	1 カップ	41
芯付とうもろこし	大 1 本	32
マーガリン	小さじ 2 杯	0
アップルソース（砂糖不使用）	1 カップ	30
		計：107

間食
午後 9 時

食べもの	量	炭水化物量
オートミールレーズンクッキー	大 1 個	34
		計：34

火曜日

朝食
午前 9 時

食べもの	量	炭水化物量
レーズンブランマフィン	1 個	60
オレンジジュース	8 オンス	30
無脂肪牛乳	8 オンス	12
		計：102

昼食
午後 12 時 30 分

食べもの	量	炭水化物量
チキンポットパイ	8 オンス	35
ディナーロール	1 個	16
りんご（中）	6 オンス	20
		計：71

夕食
午後 7 時 45 分

食べもの	量	炭水化物量
スパゲッティ	2 カップ	90
ミートソース	3/4 カップ	16
パルメザンチーズ	小さじ 2 杯	0
グリーンサラダ	1 カップ	0
ノンオイルフレンチドレッシング	小さじ 2 杯	12
		計：118

間食
午後 10 時 30 分

食べもの	量	炭水化物量
ライトアイスクリーム	1 カップ	40
ブルーベリー	1/2 カップ	10
		計：50

ステップ4：観察しましょう

　朝食や昼食，夕食で同じ量のカーボをとるかどうかを自分自身に尋ねてください．**表 5-3** で示した2日間の記録サンプルのなかで朝食でのカーボ量は75 g，102 gとバラバラです．また，朝食の時間も朝7時のときもあれば，9時になるときもあります．すでに学んだように，カーボ量や朝食の時間が異なることが，血糖コントロールを難しくさせるのです．あなたが大半の患者と同じように，毎日同じ量の糖尿病治療薬を服用しているならば，難しいと感じるでしょう．もし，そうであれば安定した血糖パターンに保つために食事やスナックから摂取するカーボ量を一定にする必要があります．

ステップ5：食べているもののカーボカウントに慣れましょう

　食品に関しては，明けても暮れても同じようなものを食べている習慣をもつ人が大半です．確かに，週末に比べると，月曜から金曜までは同じようなものを食べているかもしれません．たまに，エスニックレストランで，新しいメニューに挑戦することもあります．しかし，次の週にはまた，いつもと同じ食生活に戻るのです．カーボカウントするうえでは，とても都合のよいことなのです．なぜなら，自分自身のデータベースをつくるのは意外と簡単なことだということを示しているからです．

　自分のデータベースをつくるにあたって，記録をつけておくためにどのような方法がよいか考えましょう．持ち運べる小さなノートがよいでしょうか．それともPDAがよいでしょうか？　それとも，**表 5-4** のような，食べた量やカーボ量が記載できるようなシートを使ってパソコンで記録するほうがよいでしょうか？　どれが一番よい方法であるか決めてみてください．

　あなたが規則的に摂取する食品のリストをつくることによってデータベースの構築を始めてみてください．そして，食品のカーボカウントをしてみてください．可能なかぎりパッケージや栄養成分表示に記載されている総カーボなどの情報を使います．もし，摂取する量が多かったり，少なかったりする場合は，摂取する量から炭水化物量を計算してみてください．ばら売りのくだものやじゃがいもののように食品に表示がないものについては，本，コンピュータープログラム，オンライン食品データベース検索などの情報源を用いてカーボカウントしてみましょう．付録2にもこれに関する情報源がありますので，学習してみてください．

表 5-4　日常的な食事と軽食の個人的な糖尿病記録例

食事	1食分	炭水化物量(g)
朝食 1：（家での食事）	1食当たり量	
はちみつナッツチュロ	1カップ	24
食物繊維入りオールブラン	1/2カップ	23
無脂肪牛乳	1カップ	12
ブルーベリー	1/2カップ	10
合計		69
朝食 2：（車内での食事）		
全粒小麦トースト（卵サンドイッチ）	2枚	26
卵（油で揚げたもの）	1個	0
低脂肪チェダーチーズ	1オンス	0
バナナ	中1本（4オンス）	27
合計		53
昼食 1：		
全粒小麦パン	2枚	26
薄切りスモークターキー	2オンス	0
脱脂スイスチーズ	1オンス	1
ベビーキャロット	7〜10本	8
グレープトマト	5〜8個	3
りんご（グラニースミス）	1個（7オンス）	29
合計		67

栄養量は，www.nal.usda.gov/fnic/foodcomp（USDA データベース検索．データベースについてのより詳しい情報は付録2をみてください）と，栄養量の表示から引用した．

付録1を用いてカーボカウントを始めてみましょう．付録1では，アメリカで日常に食べられる500食品の正確なカーボ量を記載しています．詳細は情報が記載されている付録2を用いてみましょう．オンラインの比較的新しい栄養データベースはアメリカ農水省（USDA）のウェブサイトから使用することができます．これには約6,000種類もの基本的でよく食べられている食品が含まれています．さらに，ダウンロードして印刷することもできます．いつも食べている食品については，きちんとカーボカウントするためにこのデータベースを使用してみてもよいでしょう．このデータベースには，栄養情報に関する多くの本についての基本情報も掲載されていますので興味がそそられます．アメリカ農水省のウェブサイトのアドレスは www.nal.usda.gov/fnic/foodcomp です．詳細については付録2をみてください．

カーボカウント：食品から食事へ

　規則的に摂取している食品のカーボ数を調べ終わったら，それぞれの食事ごとの総カーボ量を計算し，その数値をきちんと記録してください．これは選択した

食品だけでなく，食品を組み合わせて総量を出すときにも役立ちます．なぜなら，よく摂取する食事メニューのカーボ数について数分かけてデータベースをつくっておくことは，結局は時間の節約につながるのです．少なくとも月曜から金曜までの毎日，決まった2～3種類のメニューから朝食や昼食を選ぶことはありそうです．これらの食事のカーボ数を計算するとき，見積もるより重さや量を計るほうが余計に時間はかかりますが，正確な値となります．正確になればなるほど，血糖値をコントロールしやすくなるわけです．

つまり，データベースをつくる目的はカーボ数を計算する時間の短縮にあるわけです．数週間かけて，食事を準備するときにこれをやってみましょう．

ステップ6：どのくらいの炭水化物をとるべきか？

ここまでくると，食事やスナックからどのくらいの炭水化物を摂取したかの全体像がつかめるようになりましたね．あなたの年齢，性別と身体活動度に基づいた炭水化物量とカーボ数を決めるために**表2-3**をみてください．この表とあなたの記録を比較してみてください．多かったですか，少なかったですか，それともちょうどよい炭水化物量でしたか？　ここで，医療従事者と相談して，カーボカウントのエキスパートである栄養士と連絡をとりたいと思うかもしれません．そうすることが，あなたのカーボカウント計画を立てる手助けとなるでしょう．

ステップ7：血糖記録と食べたものを突き合わせましょう

次のステップは食事記録と血糖値の調和をとることです．食事やある特定の食品が血糖値にどのように影響を与えるかということを理解することは，あなたや担当の医療従事者にとって糖尿病管理計画がうまくいくための手助けとなることでしょう．しかし，残念なことに大半の血糖測定器には食べた炭水化物を記録しておくスペースが用意されてはいません．付録3の記録用紙をつけてみてください．もっと自分に合ったものに変えたいと思うでしょう．**表5-5**は食事と血糖記録のサンプルです．記録用紙には以下のことを記載するために，十分なスペースを必要とします．

- 食事とスナック摂取のタイミング
- 糖尿病治療薬の種類と量
- 炭水化物量やカーボ数を含んだ食品
- 血糖値と測定時間

表 5-5 カーボカウントと血糖値の記録

日時 6月3日火曜日 (インスリン炭水化物比＝インスリン1単位当たり炭水化物12g)

時間/食事	糖尿病薬 種類 / 量	食べもの 種類	量	炭水化物(g)	絶食時 朝食前/時間	朝食後/時間	昼前/時間	血糖測定結果(mg/d/) 昼食後/時間	夕食前/時間	夕食後/時間	就寝前/時間	その他/時間
午前6時45分/午前7時/朝食	ヒューマログ 8単位	刻んだ小麦ブラン チェロ 牛乳 バナナ	1/2カップ 3/4カップ 1カップ 中1本	20 17 12 20 計69	92/午前 6時30分	210/午前 8時45分						
午後12時30分/昼食	ヒューマログ 7単位	サブサンドイッチ ターキー6切れ、ハム、チーズ、レタス、トマト、タマネギ、ピクルス、マスタード ブレッツェル	1個 1袋 2.5オンス	46 34 計80			89/午後12時30分	154/午後2時				
午後5時/間食	ヒューマログ 2単位	りんご	1個当たり 8オンス	30								
午後7時15分/夕食	ヒューマログ 9単位	マカロニとチーズ、調理済み薄切りターキーソーセージ 蒸しブロッコリー フルーツカップ	1.5カップ 1カップ 3/4カップ	98 8 22 計158					126/午後7時	205/午後9時		
午後10時30分/就寝	グラルギン 22単位											65/午後11時、低血糖症状を感じて測定

1日の記録
夕食後散歩に行った。
血糖値は最近、就寝前に数回、低血糖になっている。

- 身体活動の種類と量
- 1日のスケジュール
- 感情的になったり，ストレスがたまる状況
- 予想と異なる血糖値だったときの理由

　ほかにも，活動や気づいたことなどの情報を表下の部分に記録できます．

もっと詳しく記録すること

糖尿病治療薬

　糖尿病でも薬を飲んでいない人もいますし，数種類の薬を飲んでいる人，インスリンを使用している人，インスリンや薬剤を組み合わせて使っている人もいます．血糖値をコントロールするのに多くのオプションを提供してくれるいろいろな薬が開発されています．自分が飲んでいる糖尿病治療薬の種類を知りましょう．いつ服用するのか，どのように血糖値に作用するのかを知って，血糖コントロールするために摂取したカーボと薬がどのように作用するのかを理解しましょう．薬の種類，量と服用時間を記録しましょう．この情報があなたの血糖値を解釈するのに役立つことでしょう．

　表 5-6 は，現在，使用可能な糖尿病治療薬の一覧です．将来もっと増えるでしょう．糖尿病治療薬についてもっと学び，自分に合った薬を見つけましょう．

血糖をチェックすること

　生活における食品，活動，ストレスなどに対して血糖が上下するのを理解するために，一番よいのは血糖値をいろいろな時間にチェックしてみることです．最も重要なのは結果の記録です．結果は記録しておかないと，どこかにいってしまいます．記録サンプルには，食後の血糖値が記入できる欄があります．いままで学んだように，これらの結果はとても重要なものです．ところが，多くの既成の記録ノートは食後の血糖値を記入する欄がついていません．食後（食べ始めてから 1 時間半から 2 時間）の血糖チェックは摂取したカーボがどのように血糖値に影響しているのかを理解するのに役立ちます．血糖値は食前と食後の両方が目標範囲に入ることが望まれます．**表 1-2** に血糖値の目標範囲を示していますので，自分の血糖値が表のどこにあるのかを確認してみてください．

　しかし，けっして不安に思ってはいけません．1 日に 7 回も血糖値を測定する

表 5-6　糖尿病治療薬

種類	薬品名　一般名と商品名	血糖コントロールへの作用	副作用	カーボカウント
スルホニル尿素薬	クロルプロパミド (Diabinese) Tolazomide (Tolinase) トルブタミド (Orinase) Glipizide (Glucotrol, Glucotrol XL) Gliburide (Glynase, DiaBeta, Micronase) グリメピリド (アマリール)	すい臓に働き、より多くのインスリンを分泌させます。一般的には1日に1回か2回、食前に服用します。メトホルミン、α-グルコシダーゼ阻害薬、グリタゾンやインスリンと併用できます	低血糖や体重増加をおこすことがあります	食事や間食で、一定の炭水化物量を摂取する必要があります
Meglitinides	Repaglinide (Prandin)	すい臓に働き、食後血糖を下げるため、早くインスリンを分泌させます。食前に服用します	内服後、食事ができなかったり、少量の炭水化物しかとれない場合に、低血糖をおこすことがあります	食事ごとの炭水化物量が一定であることが望ましいです。しかし、食事量に対して薬の量を追加する方法を学ぶことが可能です
D-フェニルアラニン	ナテグリニド (Starlix)	肝臓でブドウ糖をつくる働きを抑え、しかも、筋肉でより多くのブドウ糖を消費させることで血糖を下げます。スルホニル尿素薬、グリタゾン、α-グルコシダーゼ阻害薬やインスリンと併用することができます	Meglitinides と同じです	食事での炭水化物量が一定であることが望ましいです
ビグアナイド	メトホルミン (Glucophage, Glucophage XR)		胃の調子が悪くなることがあります。服用後、何ポンドか体重が減るかもしれません。腎臓や肝臓の病気のある人は、服用してはいけません。毎日飲酒している場合は、この薬を使用しないでください。低血糖はおこしません	
ビグアナイド/スルホニル尿素薬の組み合わせ	Glucovance (メトホルミンと glyburide の組み合わせ)	ビグアナイドとスルホニル尿素薬の作用があります	低血糖をおこすことがあります	食事での炭水化物量が一定であることが望ましいです
グリタゾン	Rosiglitazone (Avandia) ピオグリタゾン (アクトス)	体内でつくられたインスリンの働きをよりよくするために、からだのインスリン感受性を高めます。スルホニル尿素薬、α-グルコシダーゼ阻害薬、メトホルミンやインスリンと併用することができます	肝臓に問題がある場合、服用してはいけません。妊娠やコントロール薬の効果を妨げる 低血糖はおこしません 体重増加をおこすことがあります	食事での炭水化物量が一定であることが望ましいです
α-グルコシダーゼ阻害薬	アカルボース (Precose) ミグリトール (Glyset)	摂取した炭水化物の分解を遅らせる 食後血糖の上昇を減少させます	放屁増加、腹部膨満感 食事に炭水化物がない場合は服用しないでください 低血糖はおこしません	食事での炭水化物量が一定であることが望ましいです
インスリン	超速効型：リスプロ、アスパルト 速効型：レギュラー 中間型：NPH、レンテ 持効型：ウルトラレンテ、グラルギン (ランタス) 混合型：70/30、50/50 (NPHとレギュラー) 75/25 (NPHとリスプロ) 70/30 (NPHとアスパルト)	インスリンを注射すると血糖を低下させます	低血糖や体重増加をおこすことがあります	インスリン炭水化物比に基づいたインスリン調節法を学ぶことができたら、食事中のカーボ量を変えることができます

図　1日に2回，4日間測定の例

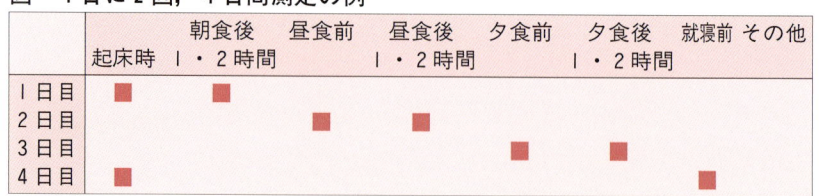

	起床時	朝食後 1・2時間	昼食前	昼食後 1・2時間	夕食前	夕食後 1・2時間	就寝前	その他
1日目	■	■						
2日目			■	■				
3日目					■	■		
4日目	■							■

必要はないのです！　血糖値の上下をみるために，血糖測定のローテンションを上手に組んで針の刺しすぎになるのを避けてください．つまり，異なった日の異なった時間で1日に2～3回測定すればいいのです．数日後には，1日の血糖の変化がわかります．以下に1日に2回，4日間測定した場合の例を示します(図)．

　担当の医療従事者にこの血糖パターンをみせれば，あなたが知りたいことに答えるために役立つでしょう．また，カーボカウントを始めたときにはもっと血糖値をチェックする必要があると思うでしょう．服薬している薬の量が変わったり，薬が追加されたり，運動療法などが始まったりした場合には，チェックする回数が増えるでしょう．糖尿病の治療計画が変わったときには，測定回数を増やすことはとても役立ちます．

　もし，あなたが1日にインスリンを数回注射して，カーボカウント応用編を使っているのなら，1日に少なくとも4回(起床時，食前3回)以上の血糖測定が必要になるでしょう．どのくらいのインスリンが必要かを決めるのに血糖値を知る必要があります．

身体活動

　活動的にからだを動かすことはほとんどの場合において，血糖を低下させます．活動的にからだを動かすことは，健康を維持したり，血清脂質や血圧を安定させるのに有効であるだけでなく糖尿病を管理するのにも重要なことなのです．もし，あなたが活動的にからだを動かしていないのなら，何かからだを動かすことを考えてみてください．週に2回，20分のウォーキングや週3回，15分間自転車こぎをしたり，家事やガーデニングでもいいです．どんな身体活動でもいいことを忘れないでください！

　身体活動の種類や量，そしていつ行ったかなど記録表の下の欄やノートを使って記載してみてください．

感情，ストレス，病気など，いつもと違う状況

　日々のいろいろな出来事が血糖値に影響を与えます．感情的になったり，ストレスを感じた状況などを記録しておくことが大切です．病気，検査や手術は血糖値に影響します．たとえ，端で見ているだけだとしても，締め切り間近の仕事，激しい議論などはストレスを感じて血糖に影響するのです．ポジティブな感情やその状況を記録しておくのもよいでしょう．たとえば，休暇はポジティブな状況ですが，いつもと違う時間に違うものを食べたりします．あなたは元気でも，子どもが病気になったり，家族が急患になることもあります．女性の場合は，月経の期間を書いておいてください．なぜなら，思春期，更年期など女性ホルモンの変化を含めた月経のサイクルのさまざまな時期が血糖値に影響を与えます．これらの出来事を記録表の下の欄やノートを使って記入してみてください．

ジェーンの場合

　ジェーンは45歳の教師で，最近2型糖尿病であると診断されました．朝食と夕食前にメトホルミンを500 mg服薬しています．自分では仕事上で十分な身体活動量があると思っていました．血糖コントロールだけでなく，柔軟に食品選択ができるカーボカウント基礎編に興味をもっています．

　彼女は起床時といろいろな食事前後に血糖をチェックします．ある日は昼食の前後に，次の日は夕食の前後に血糖をチェックします．いつも食べ始めてから1～2時間後に血糖をチェックしています．昼食後の血糖値は140～175 mg/dlで目標範囲にあります．しかし，夕食後は200～230 mg/dlで，彼女はこのことに関心をもちました．食べているカーボ量は昼食が60 gで，夕食が110 gでした．家に帰ってからは活動的でないこともわかりました．夕食を用意して，好きなテレビ番組をみていました．しかし，昼食後は子どもたちに教えているので，3時間以上も立ったり動いたりしていました．

　記録をすることは，どのくらいのカーボと活動レベルが血糖値に影響を与えているかを学ぶよい助けとなりました．活動的である昼間には昼食を多く食べ，夕食は少なくすることでカーボ量のバランスをとる必要性を理解できたのです．彼女と担当の栄養士は昼食と夕食のカーボを45～60 gに設定しました．

　表5-7にジェーンの記録があります．

表 5-7 カーボカウントと血糖値の記録

日時 1月23日火曜日

時間/食事	糖尿病薬 種類	糖尿病薬 量	食べもの 種類	量	炭水化物 (g)	絶食時/朝食前/時間	朝食後/時間	昼食前/時間	血糖測定結果 (mg/dl) 昼食後/時間	夕食前/時間	夕食後/時間	就寝前/時間	その他/時間
午前6時/	メトホルミン	500 mg				90/午前6時							
午前6時15分/朝食			フローズンワッフル	2個	29								
			メープルシロップ	小さじ2杯	26								
			木いちご	1/2カップ	8								
			くだものの入りヨーグルト，低カロリー甘味料入り無脂肪	1/2カップ	10								
					計73								
午後12時30分/昼食			粒の大きい干しぶどうとハムのスープ	1缶11オンス	33				165/午後2時				
			リッツクラッカー	5枚	9								
			西洋なし	1個 6オンス	22								
					計64								
午後6時/夕食	メトホルミン	500 mg	焼いたポークチョップ	3オンス	0					116/午後6時	223/午後8時		
			マッシュポテト	1カップ	33								
			バター添え	小さじ1杯	0								
			グリンピース	1/2カップ	15								
			ディナーロール	1個 6オンス	15								
			バター添え	小さじ1杯	0								
			アップルパイ		43								
					計106								

1日の記録
昼食後3時間，授業中は動きまわっていた

6 たんぱく質，脂肪，アルコールもカウントします

● Protein, Fat, and Alcohol Count, Too

　実際，カーボカウントを行う際の中心となるのは，炭水化物を含む食品に対してです．たんぱく質や脂肪を含んだ食品は，推奨量やほどほどの量を食べたときには血糖値にほとんど影響がでないことも事実です．しかし，たんぱく質や脂肪を含む食品を無視することはできません．その理由は以下のとおりです．

1．たんぱく質と脂肪はカロリーがあり，残念ながらすべてのカロリーは計算しなければならないからです．たんぱく質や脂肪は血糖値にそんなに影響しないかもしれません．しかし，たくさん食べ過ぎたら，ウエスト周囲が増えるでしょう．たとえば，高脂肪食品にはサラダドレッシングやマーガリン，マヨネーズ，クリームチーズなどがあります．たんぱく質系食品の多くは，いくらかの脂肪を含みます．脂肪の量は，かれいやひらめのような魚や，とり肉のむね肉のように少ないものもあれば，ナッツ，リブ肉，チーズ，ソーセージのように多いものもあります．健康によい脂肪であれ悪い脂肪であれ，脂肪がカロリー源となることを覚えておくことが大切です．脂肪は，しばしばソースの中へ姿を消してしまいます．言い換えれば，脂肪を食べるとき，脂肪の姿を実際には見ていないことがあるのです．野菜にからまったマーガリンやサラダのドレッシングを想像してみてください．

2．あまりに多くのたんぱく質，とりわけ動物性たんぱく質をとることや，多くの脂肪，とりわけ飽和脂肪酸をとることは，どんな人にとっても健康的ではありませんが，糖尿病の人にとってはことさら健康によくないのです．この章では，そのことについて詳しく学びましょう．

3．食事中の脂肪とたんぱく質は，血糖値の上昇がゆっくりであるかもしれません．たとえば8オンスのステーキやリブ肉を楽しむような，いつもより高たんぱく質の食事を食べたとき，血糖値は予想よりもゆっくり上昇するかも

しれません．加えて，たとえばフライドチキンやマッシュポテトや，デザートのチーズケーキについているソースのような，いつもより高脂肪の食事をしたときも，血糖値はゆっくり上昇し，ピークは後にくるかもしれません．こういった違いについて知り，血糖管理をするためにこのことを頭に入れておく必要があります．

たんぱく質や脂肪の必要性

わたしたちのからだは筋肉をつくるためにたんぱく質を必要とします．たんぱく質はアミノ酸からできており，アミノ酸は，からだがうまく機能するために必要となります．興味深いことに，いくつかのアミノ酸はブドウ糖につくり変えることができます．このブドウ糖は血流に入ることができ，エネルギー源として使われます．

また，わたしたちのからだには脂肪も必要です．しかし，健康のためには健康な種類で，しかもほんの少しの量でよいのです．脂肪はビタミン A, D, E, K のような脂溶性ビタミンを運びます．体内でつくることができないため，いわゆる「必須脂肪」と呼ばれる脂肪は食品から取らなければなりません．脂肪はエネルギーの供給源であり，大切な器官を守り，体温を保つための断熱材の役割をしています．また，脂肪は食べものの味をよくすることも，広く知られています．

どのような食べものがたんぱく質を含むのでしょうか？

多くの人が，「赤身肉，とり肉，魚介類」と答えるでしょう．しかし，実際には，たんぱく質はほかの食品グループのなかにも含まれています．卵やチーズは高たんぱく質食品です．ほかのグループの食品は炭水化物と一緒にたんぱく質を含んでいます．ドライビーンズや穀類，野菜などがそれにあたります．ナッツはたんぱく質と一緒に多くの脂肪を含んでいます（たとえそれが健康によい脂肪であったとしても）．平均的に，1 オンスの高たんぱく質食品は 7 g のたんぱく質を含んでいます．加えて，高たんぱく質食品 1 オンスに含まれる脂肪は，ほとんどないものから約 8 g までとさまざまです．

どのような食べものが脂肪を含むのでしょうか？

バター，マーガリン，サラダドレッシングのような食品は，ほぼ 100 ％脂肪です．それらはほかの食品の味をよくするために使われています．これらは「加え

られた脂肪」と呼べるかもしれません．これらの食品（脂肪添加食品）は平均して1サービング当たり約5gで約45 kcalあります．パスタ，ブロッコリー，レタスのような脂肪を含まない食品の多くは，調理の際に脂肪を加えられたり，食卓でたっぷりの脂肪を使って食べたりされます．

　肉，チーズ，ナッツ，無調整乳やほとんどのデザートのような日常よく食べる食品は，すべてではないですけれども，それらのカロリーの一部に脂肪のカロリーを含んでいます．これらの脂肪は食品の一部として自然に含まれているので「含まれた脂肪」と呼べるかもしれません．

　食品の脂肪は，実際には異なる形の3種類の脂肪，すなわち飽和脂肪酸，多価不飽和脂肪酸，一価不飽和脂肪酸が組み合わさってつくられています．

　3つの異なる脂肪が体内でどのようなはたらきをするのか，それぞれのタイプの脂肪を多く含む食品例について示します．

一価不飽和脂肪酸
　機能：総コレステロール，LDL-コレステロール，HDL-コレステロールを下げます
　・油（キャノーラ油，オリーブ油，ピーナッツ油），オリーブ，ナッツ

多価不飽和脂肪酸
　2つのタイプの多価不飽和脂肪酸があります．ω3系とω6系です．
　ω3系の機能：血小板の粘度を下げ，中性脂肪を下げることによって心疾患の
　　　　　　　リスクを低減させます．
　・脂肪の多い魚（さけ，いわし，いわしの仲間，まぐろのトロ）
　・亜麻（土壌栽培のもの），亜麻の種実油，大豆，キャノーラ油
　・くるみ
　ω6系の機能：総コレステロールとLDL-コレステロールを下げます．HDL-
　　　　　　　コレステロールも下げますが，これはよいことではありません．
　・油（コーン油，サフラワー油，大豆油）

飽和脂肪酸
　機能：総コレステロール，LDL-コレステロールの上昇
　・肉，とり肉，魚介類
　・クリームチーズ
　・バター
　・全乳製品

　トランス脂肪酸という言葉をよく耳にしますが，なぜ脂肪のひとつとして考え

ないのかと思うかもしれません．それはトランス脂肪酸が飽和脂肪酸と考えられているからです．次に，トランス脂肪酸について述べましょう．

トランス脂肪酸の定義

　肉や通常の食品のほかにも，自然にいくらかのトランス脂肪酸は含まれています．トランス脂肪酸のいくらかは，部分的水素添加によってつくられています．水素添加は不飽和脂肪酸を飽和脂肪酸に変え，固形の形の油脂に変えます．マーガリンは，コーン油に水素添加をして固形の油脂につくり変えられています．食品業界では，多くの固形の油脂をつくったり，賞味期限を延ばすために水素添加が行われています．今日，アメリカ人は総カロリーの2～4％をトランス脂肪酸からとっています．数字は小さいですが，懸念をもつには十分な量です．なぜなら，調査研究の結果，飽和脂肪酸と同様に，少量のトランス脂肪酸でもLDL-コレステロールを上昇させることがわかっているからです．さらに，HDL-コレステロールを下げます，このこともよくありません．

　トランス脂肪酸の摂取はできるだけ少なくしましょう．
- 総脂肪，飽和脂肪酸の摂取を控えましょう．
- マーガリン，クッキー，クラッカー，揚げたスナック菓子，冷凍食品，揚げものなど水素添加された食品の摂取を控えましょう．
- 新しいタイプのマーガリンやドレッシングのようなトランス脂肪酸を含まない食品を取り入れましょう．
- 栄養成分表示をみましょう．2006年1月までに，食品業者は，脂肪の表示の下に，トランス脂肪酸について表示しなければならないことになっています．いくつかの食品業者はすでに表示を行っています．

たんぱく質は血糖上昇にどのようにかかわっているのか？

　わたしたちが食べたたんぱく質の50％はブドウ糖につくり変えられるので，何年ものあいだ，たんぱく質は炭水化物よりもゆっくりと血糖値を上げると考えられてきました．この理論は医療従事者が糖尿病の人々にたんぱく質をとるときはいつも炭水化物と一緒にとるようにと教えることの根拠でした．最近の調査研究で，この理論が疑わしくなってきました．2型糖尿病患者においてたんぱく質がインスリンの産生を刺激し，実際にはこのわずかなインスリンの増加が血糖値を下げることを示しています．1型糖尿病患者では一度にたくさんのたんぱく質をとりすぎなければ，たんぱく質は血糖値にほとんど影響しません．たんぱく質をた

くさんとりすぎると血糖値が上昇し，インスリンや糖尿病治療薬が必要となってきます．

　それでは，たんぱく質についてどのようなアドバイスがあるのでしょうか？あなたの血糖値をモニターし，あなたにとって何をするのが一番よいのかみてみましょう．ある人は食事ごとにいくらかのたんぱく質をとると，よりよい血糖コントロールができると感じますし，ある人はより大きな満腹感が得られ，食間に空腹感が少ないと感じることでしょう．また，ある人は就寝前のスナックとして，たんぱく質が含まれているものが便利だと感じるでしょう．一方で，ある人はたんぱく質が加えられても，違いはないと思うでしょう．しかし，必要なたんぱく質を1日に分配しようとするならば，推奨される量は比較的少ないということを覚えておかなければなりません．たんぱく質に富む食品の量や「肉」ならば約3オンスが適量であるということを覚えておいてください．

　高たんぱく質食は，しばしば高脂肪食でもあり，血糖値の上昇を遅らせるということも事実です．言い換えれば，たんぱく質や脂肪の量が多いと，食事中の炭水化物によって血糖値が上昇するのを遅らせることになります．これは，ひとつには胃が空っぽになるのを遅らせることによるのかもしれません．もし，いつもなら1人前，3〜4オンスの肉を夕食に食べている人が，あるとき8オンスのサーロインを食べたならば，1〜2時間後に血糖値をチェックしても，思っていたよりも血糖値が高くないことに気づくかもしれません．そして，今度は3〜4時間後に血糖値をチェックしたときには血糖値は下がっているだろうと思っているのに，予想よりも高いかもしれません．このようなことがおこったとき，この状況をうまく管理するさまざまな方法があります（第13章を参照してください）．しかしながら，たんぱく質や脂肪をとりすぎないことが最も健康的によいということを覚えておいてください．

ジャンの場合

　ジャンは1型糖尿病です．彼女は就寝前にグラルギン（ランタス）を，そして各食前に超速効型インスリン（リスプロ）と，1日4回インスリンを注射しています（**表6-1**）．彼女は高たんぱく質，高脂肪の食事を食べたときは，食事開始後2時間の血糖値が予想よりも低いということを経験で知っています．今夜，彼女は高たんぱく質，高脂肪の食事の影響をみるために，血糖測定の回数をいつもより多めにしようと思っています．彼女はその結果を医療従事者のところにもって行き，このような状況に対する対策について話し合おうと思っています．彼女は血糖値の上昇を抑え，よりよいコントロールを得るためにリスプロを食事中か食後

表 6-1 ジャンの記録：高たんぱく，高脂肪食事（1型糖尿病）の場合
1月23日（火）

時間/食事	糖尿病治療薬 種類	量	種類	食品	量	カーボカウント（単位数/g量）	血糖値測定結果（mg/dl）夕食前（午後7）	2時間後（午後9）	3時間後（午後10）	就寝前（午後11）
午後7時	ヒューマログ	6単位	サーロインステーキ		8 oz		107	155	261	143
			ベークドポテト（サワークリーム付）		6 oz	2/30 g				
			バター		スプーン2杯					
			サラダバー（サウザンドレッシング）		ティースプーン2杯					
					1皿	2/30 g				
					スプーン3杯	0.5/7 g				
			ディナーロール		中1個	1/15 g				
			バター		ティースプーン1杯					
			ストロベリーショートケーキ		1/2人前	2/35 g				
			計			8/117 g				

6 たんぱく質，脂肪，アルコールもカウントします 57

に打つ必要があるのではないかと考えています．

エリックの場合

　エリックは2型糖尿病で太っており，インスリン抵抗性があります．彼は朝食前と夕食前にメトホルミンを，各食前に速効型インスリン分泌促進薬プランジンを服薬しています．彼は高たんぱく質や高脂肪の食事をとった後に何度か血糖値を測定しようと決めました．彼はこのような食事や食品が血糖値をどのような影響を与えるのか知りたいと思っていました（表6-2）．そこでその血糖値のグラフをもって，担当の医療従事者のもとへ行き，このような食事をするときはプランジンをどのように増やすかについて話し合いました．もちろん，これをいつも行うことは，体重が増え，動脈にもよくないということは，ちゃんと理解しています．
　担当の医療従事者は，ある種の食品について触れました．そのひとつがピザで，それを食べると血糖値の上昇が遅れたり，予想できない影響が少しでてきます（表6-3）．
　いつもよりも多くのたんぱく質や脂肪を食べたときの血糖値への影響は，人や治療法によって違うことがわかるでしょう．高たんぱく質や高脂肪の食事を食べた後には，何度か血糖値を測定することが一番よい方法です．たとえば，食後2時間後だけよりも2時間後と3時間後に血糖測定をするほうがさらによいでしょう．2時間後だけでは，食事が血糖に与えるすべての影響をみることができないかもしれないからです．これらの食事に対してからだがどのように反応するのか学びましょう，そうすれば食事を管理するための計画を決めることが上手にできるでしょう．
　これらの状況を管理するためのより多くの方法を学ぶために，第13章の「食事のときのインスリンはいつ打つか？　食前，食間それとも食後？」（143頁）の項を読むとよいでしょう．

たんぱく質と糖尿病について何が重要か？

　ADAの最近の勧告では糖尿病をもつ人ではたんぱく質の摂取量は総カロリーの10～20％としています．必要なたんぱく質は，とり肉や乳製品，赤身肉のような動物性のもの，または穀類や豆類，低脂肪の乳製品のような植物性のもの，そして野菜といったものからとることができます．
　もし，糖尿病腎症と診断されたならば，たんぱく質の摂取量を制限する必要があります．血糖や血圧をより厳格にコントロールすることは，同等もしくはそれ

表 6-2 エリックの記録：高たんぱく質，高脂肪の食事（2型糖尿病/インスリン抵抗性）
1月23日（火）

時間/食事	糖尿病治療薬 種類	量	食品 種類	量	カーボ （単位数/g 量）	血糖値測定結果 (mg/dl) 夕食前 (午後 7)	2時間後 (午後 9)	3時間後 (午後 10)	就寝前 (午後 11)
午後7時	メトホルミン ブランジン	850 mg	サーロインステーキ	8オンス		147	198	280	223
			ベークドポテト （サワークリーム付）	6オンス スプーン2杯	2/30 g				
			バター	ティースプーン2杯					
			サラダバー （サウザンドレッシング）	1皿 スプーン3杯	2/30 g 0.5/7 g				
			ディナーロール	中1個	1/15 g				
			バター	ティースプーン2杯					
			ストロベリーショートケーキ	1/2人前	2/35 g				
			計		8/117 g				

6 たんぱく質，脂肪，アルコールもカウントします ● 59

表6-3 記録例：ピザを食べた結果
1月23日（火）

時間/食事	糖尿病治療薬 種類	量	種類	食品	量	カーボカウント（単位数/g量）	血糖値測定結果 (mg/dl)			
							昼食前（正午）	1時間値（1:00 PM）	2時間値（2:00 PM）	3時間値（3:00 PM）
正午	ヒューマログ	4単位	ピザ（パン生地）	チーズ・ペッパーローニ 玉ねぎ	中サイズ 3切れ	6/92 g	117	178	192	234
			ガーデンサラダ	イタリアンドレッシング ライトタイプ	1.5 カップ スプーン2杯	0/5 g 0/2 g				
			計			計 6/99 g				

以上に糖尿病腎症の進行を妨げたり遅らせたりするというエビデンスがあります．ADA は，糖尿病腎症の進行を妨げる最善の方法は早期発見，早期治療なので医療従事者が腎機能を毎年検査することを勧めています．腎機能は，スポット尿で測定することができます．もし，たんぱく尿がでていたならば，腎臓がいくらかの障害をもつことを示しているので，担当の医療従事者は，24 時間蓄尿を勧めるかもしれません．

どれだけのたんぱく質を食べるべきなのでしょうか？

　ADA のガイドラインに従うと総カロリーの 10〜20 ％をたんぱく質で摂取することになります．または，アメリカ政府が進める推奨量（RDA）に従ってたんぱく質を摂取するならば，すこし少なめになりますので，たんぱく質の量を少し減らす必要があるかもしれません．RDA では，平均的な男性のたんぱく質の量は 60〜65 g，平均的な女性の量は 50〜55 g としています．この量をたんぱく質を多く含む食品に置き換えたならば，1 日当たり 2〜3 人前（1 人前 3 オンス）の調理した肉または肉の代用品になります．もし，糖尿病腎症の徴候があるなら，これ以上のたんぱく質をとらないことをお勧めします．さらに大豆製品や豆類などのような植物性たんぱく質の食品を食べるほうが，動物性たんぱく質の食品をとるよりも，腎臓にダメージが少ないといういくつかのエビデンスがあります．

　すでに述べたように，1 オンスのたんぱく質の食品は約 7 g のたんぱく質を含んでいます．2 オンスの食品なら 14 g の，3 オンスの食品なら 21 g のたんぱく質を含んでいます．食事計画におけるたんぱく質の 1 食分は，だいたい 2〜3 オンスの調理されたたんぱく質の食品になります．その大きさは，およそ手のひらサイズの肉 1 切れです．1 オンスの肉が 7 g のたんぱく質を含むのと同様に，選ぶ肉によって異なりはしますが，1 食分に含まれる脂肪の量も決まっています（**表 6-4**）．脂肪をたくさんとれば，その分カロリーも増えるわけです．

表 6-4　肉の種類による違い

肉の種類（調理済で 3 オンス）	脂肪(g)	カロリー
脂肪がほとんどない肉（ホワイトチキン・フラウンダー）	0-1	105
脂肪の少ない肉（テンダーロイン・ダークチキン）	9	165
中程度の脂肪の肉（グラウンドビーフ・ポークチョップ）	15	225
脂肪の多い肉（カントリーポークリブ・レギュラーチーズ）	24	300

脂肪と糖尿病について，何が大切か？

　もし，あなたが糖尿病なら，心疾患の発症リスクが高くなります．心疾患とは，心臓発作，心筋梗塞，高血圧など循環器疾患のことを指します．実際，2型糖尿病の人は，糖尿病でない人に比べ2～4倍の心疾患のリスクがあります．糖尿病，とりわけ2型糖尿病の人では，血中脂質が上昇することが問題となります．HDL-コレステロールが低下したり，中性脂肪が上昇したりします．しかし，LDL-コレステロールは上昇していない場合もあります．ところが，LDL-コレステロールは上昇していなくても，脂肪の粒子が小さくなり，高密度となることがわかっています．特に，中性脂肪が高いとそのような傾向がみられます．このタイプのLDL-コレステロールは心疾患の発症を増加させます．LDL-コレステロールの目標値は100 mg/dl 以下です．

　心疾患のリスクは，糖尿病に関する勧告のなかで最も強調されていることのひとつです．飽和脂肪酸の摂取を減らしましょう．飽和脂肪酸，総脂肪，コレステロールをあまり食べないようにする手っ取り早い方法を紹介します．

- 脂肪を減らした食品，低脂肪食品，無脂肪食品を選びましょう（これらの食品の炭水化物量をみておきましょう）．
- 低脂肪の調理方法を選びましょう．
- 1回に食べる量を少なくしましょう．

　いまでは，脂肪の少ない肉，皮なしのとり肉や七面鳥，低脂肪のチーズ，無脂肪乳，その他の低脂肪乳製品など，飽和脂肪酸やコレステロール摂取量を簡単に減らせる食品がたくさんあります．

　どれだけの脂肪をどの種類の脂肪からとるのかを決めるために，自分の血清脂質値が正常範囲にあるのかどうかを知っておく必要があります（**表 6-5**）．ADAは糖尿病をもつ成人では血中脂質を毎年チェックすることを勧めています．

　もし，あなたが健康的な体重で血清脂質値が正常範囲にあるなら，総摂取カロリーの30％を脂質からとってよいでしょう．しかし，飽和脂肪酸は，総摂取カロリーの10％未満にするべきです．多価不飽和脂肪酸も総摂取カロリーの10％未

表 6-5　糖尿病患者の血清脂質目標値[*]

LDL（悪玉コレステロール）	<100 mg/dl[**]
HDL（善玉コレステロール）	>40 mg/dl（男），>50 mg/dl（女）
中性脂肪	<150 mg/dl

[*]糖尿病患者に対し，ADA推奨と心臓病をもたない一般人のものとは若干異なることに注意．
[**]ADAはLDLが130 mg/dl 以上なら，LDLを低下させる薬物療法（スタチン）をすぐに開始することを勧めています．

満にするべきです．一価不飽和脂肪酸は総カロリーの10〜15％の範囲にします．コレステロールは1日300 mg未満になるようにしましょう．もし，中性脂肪が高いなら炭水化物の摂取量を総カロリーの約40％に下げ，脂肪の摂取量を総カロリーの約40％まで上げます．この場合，総カロリーの約20％は一価不飽和脂肪酸を組み合わせます（しかし，これらは言うのは簡単ですが実行するのは難しい人が大半です）．これらのすべてのパーセンテージを混同しないようにしなければなりません．第2章の**表2-3**を見返したり，栄養士に相談したりしてみてください．

総脂肪の重量から何を学ぶことができるか？

　あなたに必要な脂肪がどれだけで，どのようなタイプのものなのか，どのように考えたらよいのか知りたくはありませんか？　脂肪エネルギー比30％，1500 kcalの食事計画を例にとってみましょう．

　総カロリー：1500
　総カロリーに30％をかけます．　1500×0.3＝450
　450 kcalを脂肪からとることになります．

　1 gの脂肪は9 kcalなので，9で割ります．
　450/9＝50　総脂肪量は50 gとなります．

　この食事計画では，1日50 g以下の脂肪をとればよいことになります．それでは，飽和脂肪酸と多価不飽和脂肪酸の摂取量がそれぞれ10％以下になるように，それらのg数も考えてみましょう．

　総カロリーに10％をかけます．　1500×0.1＝150
　150 kcalをそれぞれの脂肪からとります．
　この数字を9で割ります（9は脂肪1 gのkcalです）．150/9＝17
　17 gの飽和脂肪酸と多価不飽和脂肪酸となります．
　一価不飽和脂肪酸の摂取量は，毎日の摂取カロリーの10〜15％で考えます．すでに1500 kcalの10％の脂肪は17 gであることはわかりました．1500 kcalの15％を一価不飽和脂肪酸でとる場合のグラム数を求めてみましょう．
　総カロリーに15％をかけます．　1500×0.15＝225
　この数字を9で割ります（9は脂肪1 gのkcalです）．225/9＝25
　25 gが一価不飽和脂肪酸となります．

脂肪代替品は炭水化物を含むのか？

　脂肪を控えて食べることが推奨されてから，脂肪を減らしたり，低脂肪にしたり，無脂肪の食品がたくさん出回るようになりました．脂肪が食品から減らされ，低脂肪食品となり，カロリーも低くするために，食品業者は，味をよく保つために何か食品に入れなければなりません．「脂肪代替品」と呼ばれる材料を使って，食品業者は，アイスクリーム，サワークリーム，クリームチーズ，サラダドレッシング，ポテトチップ，マーガリンといった食品の脂肪を減らしたり，低脂肪や無脂肪なものにすることができました．脂肪代替品は，炭水化物，たんぱく質，脂肪からつくられた材料です．炭水化物を基にした脂肪代替品の例のひとつに，でんぷんからできたマルトデキストリンがあります．脂肪からできた脂肪代替品にはオレストラがあります．今日使われている脂肪代替品の多くは炭水化物でできています．脂肪代替品を用いたとき，必ずではありませんが，たいていカロリーは下がります．しかし，炭水化物量は高くなります．

　糖尿病の人たちにとって，これらの余分な炭水化物は，確かに血糖値に影響します．スーパーマーケットでは，炭水化物量を計算するために，無添加，低脂肪，無脂肪食品の栄養成分表示のなかの総炭水化物量を読んでみましょう．何度かやってみてください．それは楽しいし，食事計画のゴールへ到達する助けとなることがわかるでしょう．もし，それらの味が好きでないならば，ほかのものを試すか，さもなくばこれらは使わなくてもよいのです．ほかにも脂肪摂取量を減らす方法はあります．

アルコール

　実際のところ，アルコールは食品ではありません．しかし，カロリーがあり，ビールのようにいくつかの飲みものは炭水化物を含んでいます．蒸留酒やワインなどアルコール飲料のカロリーはほとんどがアルコール分です．アルコールのカロリーは，実際には炭水化物よりも高いのです．炭水化物が1g当たり4kcalなのに対して，アルコールは1g当たり7kcalあります（脂肪は1g当たり9kcal）．そのため，アルコールを飲むとカロリーはあっという間に増えてしまいます．アルコールにおいて最も大切なことは，「適度に飲む」ということです．アメリカ政府は適度な1日の飲酒量は女性では1杯，男性では2杯と定義しています．1杯の量とはどれくらいなのでしょうか？　付録1の175頁をみてください．ちょっと量が多いのではと思う人もいるかもしれません．アルコール摂取による健康面の利点として，善玉コレステロールであるHDLを増やすことが挙げられま

す．しかし，現在飲酒習慣がないのなら，このことは飲酒をはじめる理由にはなりません．

アルコールには面白いことに血糖値を下げたり上げたりするという相反する両方の性質があります．最初にどうしてアルコールが血糖値を下げるのかみていきましょう．これはとても重要なことです．

アルコールは血糖値を下げることができる

第1に，アルコールのカロリーはブドウ糖に変わり血糖値を上げるものではありません．第2に，アルコールは肝臓からのブドウ糖の放出量を減らします．もし，からだのなかでアルコールがこのような作用を行い，さらにインスリンや経口糖尿病薬を服薬したならば，ダブルパンチで影響がでるでしょう．また，食事を食べずにアルコールを飲んだならば，肝臓は血糖値を上げるためのブドウ糖をつくらず，低血糖になるでしょう．アルコールを飲むときに血糖値を下げる薬を服薬したならば，十分な食事をすることがアルコール性低血糖を避ける鍵になるでしょう．特に，飲んでから数時間のあいだ，または夜中に低血糖をおこす人が問題になります．

アルコールを安全に飲みましょう―飲みかたについて

1．自分の血糖値を知っておきましょう．もしあまりにも血糖値が低いときは飲んではいけません．
2．飲む前，飲んでいるとき，飲んだ後に，炭水化物を含む食品を食べることは，血糖値を上昇させ，低血糖を防ぐでしょう．
3．夜に飲んだ場合は寝る前に血糖値を測定しましょう．血糖値が下がっていくようであれば，炭水化物を含む食品をとりましょう．
4．ビールやフルーツジュースやソーダやその他炭水化物を含むもので割った飲みものやリキュールのような炭水化物を含むアルコールを飲むなら，それらの炭水化物を総炭水化物量の一部として数えなければなりません．もしアルコールで血糖値が乱れて下がる傾向にあったり，ちょうど強化療法中であったり，アルコールからの炭水化物量を計算できなかったりするならば，アルコールからの炭水化物は余分の炭水化物であると考えるようにしてみてください．
5．血糖値を測定し，何をどれくらい飲んだかをメモしておくことは，アルコールに対する自分のからだの反応を知る手助けとなります．

6．最も大切なメッセージは，適度に責任をもって飲むことです．

アルコールは高血糖をおこす

　血糖値はアルコール飲料によって，かなり高くもなります．アルコール飲料のなかには，上に述べたように炭水化物を含むものがあります．アルコールは血糖値を上げませんが，炭水化物は血糖値を上げます．

　付録1をみてみましょう．そこにはいろいろな種類のアルコール飲料の1人前の量と炭水化物の量が載っています．

7 Weigh and Measure Foods A KEY TO YOUR SUCCESS

食品の計量〜成功への鍵〜

「健康によい食品」だけを食べても体重は増えてしまいます．全粒粉パン，シリアル，くだもの，野菜といった健康によい食品にもカロリーがあり，食べ過ぎてしまえば体重は増えてしまうのです．肝心なことは，何を食べるかではなく，明らかにどれだけ食べるかによるのです．

驚いたことに，どんなにわずかでも余計な炭水化物はあっという間に積み上がってしまいます．たとえば定期的に夕食に1/2カップの余分なパスタやポテトを食べたり（15gの余分な炭水化物をとることになるのですが），昼食に中くらいのりんごより大きなりんごを食べる（これは10gの余分な炭水化物をとることになります）といったことです．それは炭水化物に限ったことではありません．夕食に1〜2オンスの余分な肉（たんぱく質と脂肪を含む）を食べたり，昼食に余分に1杯のサラダドレッシング（脂肪を含む）をかけたりすることもそうです．これらの余分なものというのは，ほんの少しなので，血糖コントロールや糖尿病治療の目標に達するのに問題ではないと思うかもしれません．つまり，「キャンディーやチーズケーキを食べているのではないのだから！」と思うでしょう．しかし実際には日々の基本量よりも余分に食べたものは，血糖値の達成目標と体重を減らすということに対して異なった意味合いをもつのです．

スーパーサイズ社会

現代社会において，1食分として自分が必要とする分のみ食べようとすることは大きなチャレンジです．あなたの周りには大きなディナープレートがあり，スーパーサイズのファーストフードがあり，何でも食べることができるビュッフェスタイルのレストランがあります．たとえば，ファーストフードの普通サイズとスーパーサイズでは600 kcalも違うのです．残念ながら，わたしたちは適正量というものを見失ってしまっています．このことは，とりわけ，よく行くレストラ

ンの 1 人前の量をみればよくわかるでしょう．そこでの一般的な 1 人前の量はステーキなら 10 オンス，パスタなら 2 カップ，オムレツなら卵 3 つ，そしてフレンチフライはとても大きいのです．明らかに，これらのレストランの 1 人前の量は，食品の栄養成分表示や本書で勧める 1 食分の量とは異なります．残念ながら，これらのスーパーサイズが 1 人前であることが，今日のアメリカ人の 65 ％が過体重か肥満であり，15 ％の子どもや若者が過体重であり，2 型糖尿病がより若い世代に増えていることの一因となっているのです．

1 食分の量はどの程度か？

あなたはすでに自分に必要な 1 食分を正確に量る道具をもっていることでしょう．液体や固体を量る計量スプーンや計量カップをもっていますか？ ほとんどの家庭にはこれらの台所用品がありますが，どこかにいってしまっているかもしれません．それらを見つけてきて，よく使う食器の棚の前においておきましょう．しばらくのあいだ，これらの道具を食事のたびに使ってみましょう．重さやかさを量る目安として**表 7-1** を参考にすれば便利です．

あなたが必要とするものは以下です．

表 7-1　家庭での計量器の目安

3 ティースプーン (tsp) ＝ 1 テーブルスプーン (Tbsp)
4 Tbsp ＝ 1/4 カップ ＝ 2 液量オンス
8 Tbsp ＝ 1/2 カップ ＝ 4 液量オンス
16 Tbsp ＝ 1 カップ ＝ 8 液量オンス
1 カップ ＝ 1/2 パイント
2 カップ ＝ 1 パイント
1 オンス ＝ 30 g

計量スプーン

計量スプーンは 1/2 と 1 のティースプーン (tsp) と，1/2 のテーブルスプーン (Tbsp) と 1 テーブルスプーン (Tbsp) からなり，3 tsp が 1 Tbsp です．食品を計量するのに，普通の食器のスプーンを使ってはいけません．形によって基本とする大きさが変わってしまうので，正確に量ることができません．

計量カップ-液体用

1 カップまたは 2 カップを計量できるもので 1/4, 1/3, 1/2, 2/3, 3/4 カップ

が量れる目盛りがあります．液体用の計量カップはガラスかプラスチックでできていて透明で，透かして見ることができます．液体を正しく量るために，目線をラインにあわせるか，カップをもち上げて，液体がきちんと目盛りに届いているか確認しましょう．

計量カップ-固体用

　1セットで1/4，1/2，3/4，1カップが量れます．たとえば，あなたのシリアルや米1食分に見合ったサイズのカップを選び，てっぺんまでいっぱいにすればよいのです．そしてナイフの平らな部分でてっぺんを平らにしてください．実際に1/2カップの調理前のシリアルが必要なら，1/2カップを用いて量り，余分を省くために平らなナイフで表面を平らにしてください．

食品秤

　そんなに高くなくてもよい（5〜15 USドル）ので食品秤を手に入れてください．オンスで食品の重量を量りたいときには，主にそれを使うことになるでしょう．たとえば，くだものやベーグル，じゃがいも，スナック，シリアル，焼きもの，肉，魚，チーズなどの場合です．

上等な秤は必要か？

　高価な秤は便利ですが必ずしも必要ではありません．安いものなら25 USドルから高いものなら190 USドルのものまであります．安いものはオンス，パウンド，グラム，キログラムが量れます．高いものは目盛りを読まなくてもデジタル表示で，正確に計量することができます．約400 USドルで，その食品のg数と炭水化物のg数を示してくれる秤もあります．たくさんの役に立つ秤の情報がwww.amazon.comにあります．食品秤をオンラインで探せば，多くの選択肢ができるでしょう．

眼

　よくトレーニングされた正確な眼を軽く考えてはいけません．あなたの眼は，いつもあなたと一緒にいるので，とても貴重な秤になるのです．

スペシャルアイテム

「Portion Doctor Kit」と呼ばれる製品があります．それは独創的な栄養士によって開発され，まさにこれから1食分の量を使ったコントロールを始めようとしていたり，とりわけ1食分の量をコントロールするための時間をとることが難しいと思っているのなら，役に立つ道具になるでしょう．キットは，2枚のお皿，1つのボウル，1つの飲みもの用グラスという4つのガラス製品で構成されています．教育用のガイドブックもついています．この製品についてもっと知りたい，または買いたいという人は www.portiondoctor.com へアクセスしてください．

栄養成分表示ラベル

栄養成分表示は，今日ではほとんどの食品のパッケージに表示されており，1食分の量のリストとなるので，最もよい道具のひとつとなります．また，無料で広く利用できます．今日では，ラベルに表示する1食分の量はFDA（アメリカ食品医薬品局）によって決められています．これらの1食分の量を，食品業者は食品ラベル法に従って記載することが義務づけられています．わたしたち消費者にとって，これは朗報です．加えて，包装された食品を扱うすべての業者は1食分の量として同じ分量を使っています．たとえば，1食分のドライシリアルの量は30gです．すなわち，市場ではすべてのドライシリアルが約1オンスであることを意味しています（1食分の量の次に記載された食品のグラム表示の重量と，総炭水化物量という表示の近くにある1食分に含まれる炭水化物のグラム数を混同しないように気をつけなければなりません．これらの2つの数字は異なります）．ほかに栄養成分表示が使いやすい点は，1食分の量が，「一般的な家庭の基準量」であることです．たとえば，クラッカー7枚とか2/3カップなどです．このことが1食分の量を理解しやすくしています．

栄養成分表示に関するすべての情報は1食分の量を基本としています．どのくらいが適切な1人前の量であるかを学ぶために，サービングサイズ（1食分）を使ってみてください．もし，あなたがいつももっとたくさんの量を食べているならば，多分あなたの1人前の量が，あまりに多すぎるか，実際の1食分の量の2～3倍の量を1人前の量として計算しているのかもしれません．

ここで大切なのは，食品ラベルの1食分の量が必ずしもカーボカウントの1食分（1カーボ）の量と同じでないということです．炭水化物を含む食品といえば，15という数字を覚えておいてください．もしあなたがカーボ数で計算しているなら，1カーボは炭水化物15gになります．たとえば，77頁のシリアルの栄養成分

表示を見てみましょう．1カップが1食分で，炭水化物は49gと書いてあります．49を15で割ったら，この1食分は3カーボと4gの炭水化物であることがわかります．つまり，このシリアル1カップは3カーボよりも少し多いのです．もし，グラムで炭水化物を数えているならば，成分表示にある1食分の量と総炭水化物のグラム数をチェックし，あなたの1食分と同じかどうかを確かめるだけでよいのです．あるいは，あなたが食べようとする1食分の量に摂取カーボ量を変更するのです．

栄養成分表示は食品中の炭水化物について学ぶには，とても優れた情報源です．ほとんどすべての栄養成分表示に総炭水化物量が書かれています．第8章では，食品ラベルにはどんなことが書かれているのか，またそれをどのように使うのかについて，書かれています．

量りかたと測りかた

カーボカウントを始める際には，特に重さや大きさを量ることが大切です．2～3週間，食品や飲みものの重さや大きさを計量したならば，正しい1人前の量についてたくさん学ぶことができるでしょうし，標準の1人前の量に驚くでしょう．しかし，心配しないでください．これから毎日ずっと計量しなければならないのではないのです．計量は，実用的でも現実的なものでもありません．特に，外食のときにはそうです．しかし，自宅で食品や飲みものを計量すればするほど，外食のときに正しい1人前の量を簡単に見積もることができるということは覚えておいてください．

はじめて食べる食品は必ず計量するようにしましょう．ときには，いつも食べている食品や飲みものを計量してみましょう．あなたの眼が正しい1人前の量を判断できているかを確かめる意味もあります．目分量というのは時間がたつにつれて，徐々に大きくなっていくものです．ほかに，食品の計量をし直さなければならいないのは，血糖値が上昇し，体重が増えはじめたときです．おそらく，これらの数値が上がるのは，あなたの1人前の量が大きくなっているからです．1人前の量をマスターするコツはきちんと計量することです．きちんと計量しておけば，価値あるものとなるでしょう．

第10章では，外食のときに1人前の量を見積もるためのヒントや要領について学びましょう．

ヒントと要領

　１人前の量を見積もるために助けになる，いくつかの「便利な」ガイドがあります．

- 親指の指先（第１関節より先）＝１Tsp
  例：１Tspのマヨネーズやマーガリン
- 親指（全部，第２関節まで）＝１Tbsp
  例：１Tbspのサラダドレッシングやクリームチーズ
- 指２本分の縦の長さ＝１オンス
  例：１オンスのチーズや肉
- 手のひら＝３オンス
  例：３オンスの骨なしの肉加工品（普通サイズのトランプ一組や固形石鹸ひとつなどもよい例です）
- 握りこぶし＝1/2カップ
  例：１人前の麺や米，１人前の缶詰のくだもの
- 丸めた手/カップの形にした手＝１カップ
  例：１カップの野菜またはパスタ

　これらのガイドラインは，ほとんど女性の手を基に考えられています．しかし，男性の手は，もっと大きいですね．自分の手をチェックしてみましょう．

　家では，いつも同じ大きさの皿，グラス，ボウルに食事を盛り付けます．このことは，正しい１人前の量を判断する手助けとなります．なぜなら計量器具を，毎回使う必要がないからです．たとえば，牛乳を飲むときは，いつも同じグラスを使いましょう．１〜２度，計量カップにあなたの１人前の量を量って，そしてグラスについでください．あなたの１人前の量がグラスのどの位置かがわかります．もし必要なら，消えないマーカーかマスキングテープで印をつければよいのです．そして，ときどき正確さをチェックするために計量カップを使って１人前の量を量ればよいのです．ディナープレート上で１カップのパスタがどのくらいの場所を占め，1/2カップのホットオートミールがボウルの中でどれくらいの場所を占めるかなどを確かめておく必要があります．

　いったん，あなたが自分の目分量が正しいと確信したならば，すべてのものを計量する必要はありません．計量はときどき，たとえば，週一度，月曜などと決めて計量するのが賢い方法です．そうすることで，あなたの眼は長いあいだ，その「像」を見失わずに確かめることができるからです．ときには，自分自身にテストをしてみましょう．あなたがいつも使う容器にいつも食べるドライシリアル，

パスタや米を入れてください．そしてあなたが入れた分量を量ってみてください．1人前の量は正しいでしょうか？　もし正しくないなら，1～2週間，計量器具を使って，あなたの眼を再調整すればよいのです．

　もし，あなたが家族の食事を大きなボウルに盛り付けて，テーブルに置き，それぞれが自分で取り分けるといった大皿盛りにしているなら，それをやめましょう．この盛り付けかたは，食べすぎを進めます．おかわりというのは，フォークとあなたの口が，近くにあるのでしたくなるのです．キッチンで配膳するようにしましょう．そうすれば，おかわりしたいときには，おかわりするもののところにわざわざ行かなければなりませんからね．もし，だれもおかわりの必要がないならば，また食べ始めてしまう前に，食品にさっさとラップをしてしまいましょう．

　生鮮食品（くだものや野菜）を買うときには，スーパーマーケットの売り場にある食品秤を利用しましょう．くだものをひとつずつ量ってみましょう．4オンスのバナナ，6.5オンスのオレンジ，3.5オンスのキウイがどのように見えるのかみてみましょう．これらのくだものはひとつで，1カーボまたは炭水化物15gとして示されます．あなた自身の買いもの習慣や食習慣について考えてみましょう．一番大きなりんごやバナナを探していませんか．さらに，それを1カーボ（15g）として数えていませんか．それらの量は実際には1.5カーボ（22g）や2カーボ（30g）になっているかもしれません．最近，スーパーマーケットで売られているりんごの多くは7～8オンスもあるのです．買いものに出かけたときに，売り場で食品秤を使ってくだものを量ってみましょう．そうすれば，あなたがくだものの正しい1人前分を視覚的に覚えるのに役立つでしょう．買いものの際には，あなたの必要量に応じた食品の単位で買いましょう．そうすれば，1/2切れが，あなたが必要とする1人前の量に近いとわかるでしょう．自分でチェックし，機会があれば，あなたの「像」が鮮明であることを確信するために，食品の重さを量りましょう．カーボカウントの食品リストに，果皮，芯，種と外皮を含むくだものの1人前の量を書き留めておきましょう．

　肉やとり肉やチーズは，つい1人前量を超えて盛り付けされがちです．なぜなら，それらの1オンスはそんなに多くみえないからです．しかしながら，脂肪の含有量によりますが，余分な1オンスごとに35～100kcal増えます．次のようにしてみましょう．チーズを買うときは食品ラベルに記載されたオンス数をちょっと見るようにしましょう．そして，1，2，3オンスがどんなふうにみえるか視覚的に確認してみましょう．もし，スライスされたチーズや肉を買ったなら，その量でどれくらいの食事がつくれるか考えてみましょう．それは何オンス買えばよいのかの指針となります．もし，昼食に2オンスのターキーと1オンスのチー

ズで，スモークターキーとスイスチーズのサンドイッチをつくるなら，次にあなたが買いものに行くまでに，いくつサンドイッチをつくることになるのでしょうか．余分なものは買わずに，必要な量だけを買うようにしてみてください．そうすることで，食品を無駄にしないという利点もあります．

　焼き豚，ラム肉の足，とりのむね肉のような肉の一部を買うときは，あなたが買うべき生の肉の量を見積もってください．あなたが何人分つくろうとしているのか，調理するとどのくらい量が減るのか（下記の概算参照），どのくらい残したいのかについて考えてみましょう．それが必要量なのです．買いものリストに書いておき，精肉コーナーで計算するようにしましょう．

生と調理済み食品：概算のルール

　骨なしの生肉：4オンスの生肉は調理すると3オンスになる

　骨つきの生肉：5オンスの生肉は調理すると3オンスになる

　生の皮つきとり肉：4.25～4.5オンスのものは，調理すると3オンスになる．0.25～0.5オンスの皮が余分である（皮は調理前か調理後に除く）．

　丸ごとのとり肉の例：家族のそれぞれが3オンスの調理済みのとり肉が必要だとします．5人家族です．とり肉は骨と皮がついていますので，1人当たり約5.5オンスが必要です．5人分×5.5オンス＝28オンスまたは約1.75ポンド必要となります．もし2食分必要なら，3.5ポンドいります．空洞部分には内臓がつまっていることも忘れてはいけません．約4ポンドのとり肉が必要となります．

リタの場合

　リタは長年，太っていました．彼女は52歳で，1年前に2型糖尿病であると診断されました．彼女のナースプラクティショナーは糖尿病経口薬を処方し，最初のうちは血糖値を下げるのに役立っていました．しかし，結果的には体重を減らすよりも12ポンド（約5kg）増えていました．リタが診察に来るたびに，より少なく食べ，より動くようにアドバイスしました．しかしリタは，数ポンドずつ増え，183ポンド（83kg）にまでなってしまいました．これはいままでの最高体重で，5フィート4インチ（約163cm）の身長にはあまりにも重すぎました．彼女は失望し，糖尿病のコントロールができていないように感じました．ナースプラクティショナーは栄養士と面談することを彼女に提案しました．リタがアポイントをとったとき，受付係は，用紙を送るので，栄養士に会う前の2週間，食事記

録をつけることを勧めるとともに，血糖測定器を持参し，その記録をもってくるように促しました．

　リタは記録をもって，栄養士に会いに行きました．リタの食事記録を一緒にみた栄養士は，食べたものを書いてあっても量を書いていないことに気づきました．リタは一般的にいう健康によい食品を選んで食べているということが明らかとなりました．栄養士が「なぜ食品の分量や重さを量らなかったのか」と尋ねたところ，リタは「健康によい食品を選び，脂肪の量に気をつけておけば，重さを量ることはそれほど大切だとは思わなかった」と言いました．栄養士は体重を減らすためにはカロリーを計算しなければならないこと，もしリタが食品の分量や重さを可能なかぎり，特に家で食事するときに量ったならば，よくなるに違いないと助言しました．

　栄養士はリタにカーボカウント基礎編を教えはじめました．そして朝食に3カーボ，昼食に4カーボ，夕食に4カーボの炭水化物を選ぶように勧めました．栄養士はリタが食べるべき1人前量のフードモデルをいくつか示しました．リタはその1人前の量がとても小さいのにびっくりしました．栄養士はリタに家に何か計量器具があるか尋ねました．リタは計量カップと計量スプーンはあるが，食品秤はないと答えました．栄養士はリタに計量機器を使うことと，5〜15 US ドルの食品秤を買うように勧めました．パスタ，ドライシリアル，米，じゃがいも，牛乳のような食品を量ってみることがリタにとっては大切だったのです．リタはくだものが大好きでかなりよく食べていたので，栄養士はくだものの適正量についてリタと話し合いました．栄養士はより小さなくだものを選んだり，半分に切って食べることを勧めました．

　リタは栄養士のオフィスを喜びと失望の入り混じった複雑な気持ちで後にしました．1人前の量に問題があることがわかって嬉しかったのです．1人前の量にもっと気をつければ，体重が減り，血糖値はよりよいコントロールになると信じることができたのです．しかし，これまで食べてきた量はもう食べられないことがわかってがっかりもしました．

　リタは4週間後，再び栄養士に会いに行きました．リタは栄養士に言われたとおり，カーボカウントと血糖値の記録を持ってきました．食べた食品の量も書いていました．リタは体重が1.5ポンド（約0.7 kg）減ったので嬉しかったのです．もはや増えていなかったのです！　同様に血糖値も少し下がっていました．食品の分量や重さを量ることによって，これまでどれくらいたくさん食べていたかがわかったとリタは笑って栄養士に話しました．リタはまじめに食事療法に取り組めば，体重は減り続けるだろうと信じています．栄養士はリタに何か運動はできないかと提案し，2人でどんな運動がよいかと話し合いました．少しの運動であっ

ても，カロリーを燃やし，血糖値を下げることにリタは気がつきました．リタはガーデニングに精を出し，週2～3回，夕方に15分間のウォーキングすることにしました．

リタは，さらに2カ月後，記録をもって3度目の訪問をしました．彼女は担当医と栄養士の両方に会う予定でした．リタは，よい結果が得られると確信していました．事実，体重は2カ月あまりで4ポンド（約1.8 kg）減りました．彼女の体重は170ポンド（約77 kg）に落ちました．血糖値も下がりました．特にHbA$_{1c}$が8.2％から7.4％に下がったことは喜ばしいことでした．担当医と栄養士は，リタが糖尿病治療にがんばって取り組んだことを大いにほめました．

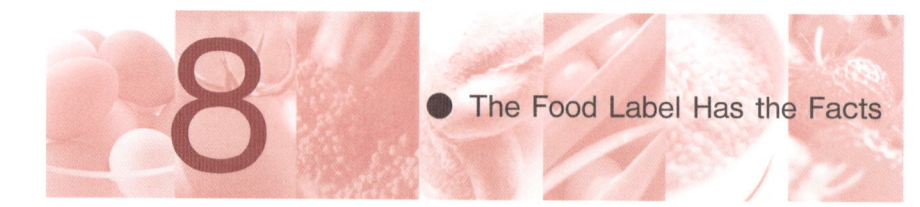

8 The Food Label Has the Facts

食品表示は真実を語る

いまでは，スーパーマーケットは栄養データの宝庫です．なぜなら，ほとんどの食品に栄養成分表示があるからです．食品の前面や中央に貼られている栄養成分表示は，1994年に施行された食品成分法による革命的な変化なのです．この法律はアメリカ食品医薬品局（FDA）と農務省（USDA）により起草されたものです．栄養成分表示はほぼ完璧で，最新の栄養情報源のひとつです．この情報を読んだり，ほかの表示と比較してもお金はかかりません．

栄養成分表示に記載されている総カーボは，食品のカーボを調べたり，新しい食品を選ぶときに役に立ち，カーボを計算する人にとってとても重要なものです．

栄養成分表示がない食品は？

包装された食品や加工された食品のほとんどに栄養成分表示が貼られていますが，くだものや野菜，生肉，精肉，魚といった生鮮食品には貼られていません．

栄養成分表示に記載されていることは？

栄養成分表示から詳しい情報を得るための実際を，全粒ドライシリアルの箱に貼られている栄養成分表示を例にみてみましょう．

栄養成分表示

栄養成分表示とは，食品についての情報リストです．食品業者は食品についての情報を簡単に読める内容で掲載することが法律により定められています．栄養成分表示と書かれた見出しの下には1サービング（1食分の量），何食分，カロリ

8 食品表示は真実を語る

栄養成分表示

サービングサイズ　1カップ（58 g）
包装内のサービング数　約8

サービング当たりの量	マルチブラン	スキムミルク1/2カップ を添えた場合
カロリー	200	240
脂肪からのカロリー	15	15
	％1日量（1日量の何％にあたる）	
総脂肪 1.5 g*	2％	3％
飽和脂肪酸 0 g	0％	0％
多価不飽和脂肪酸 0.5 g		
一価不飽和脂肪酸 0 g		
コレステロール 0 mg	0％	1％
ナトリウム 380 mg	16％	19％
カリウム 220 mg	6％	12％
総炭水化物 49 g	16％	18％
食物繊維 8 g	30％	30％
糖質 12 g		
他の炭水化物 29 g		
たんぱく質 4 g		

一，脂肪分のカロリー，総脂肪量，飽和脂肪酸，ナトリウム，総炭水化物量，食物繊維，糖質，たんぱく質，ビタミン，ミネラルなどがその食品の1食分の量で記載されています．

サービングサイズ（1食分）：表示に記載されているすべての栄養情報は，1食分に基づいています．けっして包装された商品や容器すべてを基準としているわけではありません．1994年の法律でこの情報がさらに役に立つように，次のように改善されました．

1. FDAが139種類のカテゴリーの食品の1食分の量を定めたため，食品業者はこの量に従わなくてはなりません．そのため現在，1食分の量は一律同じになっています．
2. いわゆる"参照量"といわれているものは人々が日頃摂取している食品の量を基準としています．
3. 1食分の量は数量を正確に現わす表示（たとえば28 g）に加えて，一般的な家庭で使われる表現（たとえばクラッカー4枚，パスタ3/4）で記載されなければなりません．

包装に含まれる1食分の数：包装内に含まれる1食分の数量を示しています．

カロリー：1食分のカロリーの数値が太字で書かれています．

脂肪分のカロリー：食品業者は脂肪のグラム数に9（脂肪1 gは9 kcal）をかけた

数値からこのカロリー数を算出しています．

総脂肪：1食分に含まれる脂肪の総グラム数．太字で書かれています．

飽和脂肪酸：飽和脂肪酸のグラム数は総脂肪の下に書かれており，太字ではありません．飽和脂肪酸は総脂肪の一部で，脂肪の種類のなかで唯一記載されなければならないものです．

多価不飽和脂肪酸と一価不飽和脂肪酸：総脂肪の下に記載され，太字で記載されていません．この2種類の脂肪は食品業者によって自発的に，または栄養強調表示として記載されます．

トランス脂肪酸：トランス脂肪酸と心臓病との関連が指摘されたために，2003年8月にFDAが栄養成分表示発足以来10年を経て初めて改正しました．そのため，2006年1月までに食品業者は食品の表示にトランス脂肪酸のグラム数を含んだものを記載しなければならなくなりました．

コレステロール：コレステロールは太字で記載され，1食分の数値を示しています．

ナトリウム：ナトリウムは太字で記載され，1食分の数値を示しています．

総カーボ：1食分に含まれるカーボグラム数が太字で記載されています．カーボ数を計算するとき再度確認しなければならない数値です．総カーボの下に細字で食物繊維量と糖質の量が記載されています．なかには，別のカーボや食物繊維の種類が記載されたものもあります．糖質や食物繊維，ほかの種類のカーボはすでに総カーボとして計算されているので特別に注意を払う必要がありません．糖質についてもっと知りたければ80頁を，食物繊維の計算についてもっと知りたければ以下をみてください．

食物繊維：食物繊維は総カーボの一部であるため，1食分の食物繊維量は総カーボの下に記載されています．食物繊維は異なった種類があり，そのすべてがカーボであると考えられています．不溶性食物繊維は消化されないため，エネルギーとしてブドウ糖に変化し血糖値を上げることはありません．一方，水溶性食物繊維は消化されますが，その消化速度はとても遅いものです．食品業者が自社の製品について，その機能を誇示するためや栄養強調表示のために必要に応じて水溶性食物繊維と不溶性食物繊維の量を記載する場合もあります．次頁の食品ラベルの食物繊維表示はFDAの基準によるものです．

　あなたの食べる食品や食事の1食分に5g以上の食物繊維が含まれる場合には，総カーボから引きます．食物繊維は血糖値を上げないため，総カーボを計算するときには食物繊維のグラム数を引くわけです．食品のカーボを計算するときには，この方法を使ってください．

糖質：糖質も食物繊維と同様カーボの一部で，1食分の量は総カーボの下に記載されています．糖尿病の人たちの多くは糖質に気を使います．しかし，栄養成分

食品ラベルの食物繊維表示

食物繊維用語	意味
High or excellent source（高い，すばらしい）	1食分に 5 g 以上
Good source（よい）	1食分に 2.5～4.9 g
More, enriched, or added（より多い，濃縮したまたは加えた）	1食分に少なくとも 2.5 g

表示の総カーボさえ読めばそんなに心配する必要もないし，糖質のグラム数をあえてみる必要はありません．カーボを計算することはすでに糖質の量も含めて計算していることなのです．

たんぱく質：1食分のたんぱく質のグラム数が太字で記載されています．

ビタミンとミネラル：ほかの栄養情報（たとえば脂肪 8 g のように）と異なり，ビタミンやミネラルはわかりやすく表示されていません．その代わりに，推奨摂取量（RDI）の何パーセントにあたるのかを記載しています．特定のビタミンやミネラルにはそれぞれ RDI があります．ビタミン A，C，カルシウムと鉄分の2つのミネラルについては食品ラベルに RDI の何パーセントかを記載しなければなりません．ほかのビタミンやミネラルに関しては食品業者が栄養強調表示したい情報が記載されます．また，自発的に記載されることもあります．たとえば，ある食品が葉酸を強化されているならば，栄養成分表示には葉酸の1食分の量を記載しなければなりません．

栄養成分表示が食品中のビタミンやミネラルの量を読み取りやすくしているわけではありません．ほとんどの人はビタミンやミネラルの RDI 量を知りません．こうした数値は身近なものではないので表示の情報を理解するのは難しいのです．**表 8-1** は RDI 量を示しており，RDI のパーセントを理解するのに役立ちます．たとえば，無脂肪牛乳1サービング（1食分）にカルシウムが RDI の 30％ 含まれていると記載されているとします．**表 8-1** から1日のカルシウムの RDI は 1000 mg なので

$$1000 \text{ mg} \times 0.3 \text{ (30\%)} = 300 \text{ mg}$$

となり，この牛乳1サービング＝8オンスの量からはカルシウムを 300 mg 摂取することができることがわかります．

もうひとつヒントを示します．もし，食品業者が「すぐれた（エクセレント）」，「豊富に（リッチイン）」，「高い（ハイイン）」といった用語を使うときは，製品にビタミンやミネラルは RDI の少なくても 20％ は含まれていなければなりません．「よい（グッド）」，「含まれる」，「提供」といった用語が使われるときは，ビタミンとミネラルは 10～19％ 含まれていなければなりません．**表 8-1** のなかには

表 8-1　ビタミンとミネラルの1日量とラベル表示

栄養素	1日量	Excellent source of, rich in, high（20％以上）	Good source of, contains, provides（10〜19％含む）
カリウム	3500 mg	700 mg	350〜665 mg
食物繊維	25/2000 cal	5 g	2.5〜5 g
ビタミンA	5000 IU	1000 IU	500〜950 IU
ビタミンC	90 mg (75 mg)	12 mg	6〜11 mg
カルシウム*	1000 mg	200 mg	100〜190 mg
鉄	18 mg	3.6 mg	1.8〜3.4 mg
ビタミンD	400 IU	80 IU	40〜76 IU
ビタミンE	15 IU (12 IU)	6 IU	3〜5.7 IU
ビタミンB$_1$	1.5 mg	0.3 mg	0.15〜0.29 mg
ビタミンB$_2$	1.7 mg	0.34 mg	0.17〜0.32 mg
ナイアシン	20 mg	4 mg	2〜3.8 mg
ビタミンB$_6$	2 mg	0.4 mg	0.2〜0.38 mg
葉酸	400 mcg	80 mcg	40〜76 mcg
ビタミンB$_{12}$	6.0 mcg	1.2 mcg	0.6〜1.14 mcg
ビオチン	0.3 mg	0.06 mg	0.03〜0.057 mg
パントテン酸	10 mg	2 mg	1〜1.9 mg
リン	1000 mg	200 mg	100〜190 mg
ヨウ素	150 mcg	30 mcg	15〜29 mcg
マグネシウム	400 mg	80 mg	40〜76 mg
亜鉛	15 mg	3 mg	1.5〜2.9 mg
銅	2.0 mg	0.4 mg	0.2〜0.38 mg

*注：カルシウム：51歳以上の成人目標値：1200 mg/日

すぐれた供給源，よい供給源と呼ばれる基準量も記載されています．

もっと糖質について

　FDAの定義によって表示に記載されている"糖質"という言葉はブドウ糖，果糖，ガラクトースといった単糖類と，乳糖，ショ糖，麦芽糖といった二糖類にしか使われないことを理解しておくと便利です．このような糖質には以下のものがあります．

- 牛乳に含まれる乳糖やくだものに含まれるショ糖のような元から含まれている自然な糖質
- 高果糖コーンシロップ，フルーツジュース，ブラウンシュガー，糖蜜のような加えられた糖質

　食品に含まれている糖質は自然に含まれていたものと加えられたものがありま

すが，表示に記載されている糖質のグラム数からはどちらの糖質かは見分けることはできません．成分表に記載されている「加えられた糖質」のもとが何かを調べてみてください．加えられた糖質が増えるようならば，その食品が栄養的に適正であるかないかがわかります．おそらく，手に取らずに売店の棚に残しておくのがベストでしょう．

無糖，砂糖無添加：本当のところは？

あなたは無糖や砂糖無添加についてよく知っていますか？ 糖尿病と診断されたとき，「糖分や甘いものはもう食べられない」と考えてはいませんでしたか．スーパーマーケットでは，無糖や砂糖無添加の食品を探し求めたことでしょう．しかし，糖尿病についていろいろと学ぶにつれて糖分は禁止されているのでなく，また，「無糖食品」といってもすべて同じではないということがわかりました．この問題を完全にこなすには，いくつかの概念を理解し，どのような食品を選び，どのように食事計画に組み入れていくのかを助けるガイドラインをもつことが大切なのです．

"無糖"や"砂糖無添加"の表示が貼られた食品だからといって炭水化物やカロリーがないとはかぎりません．カーボがどのくらい含まれているかということは，ほかの栄養成分と同様に，カロリーを含んでいる甘味料とノンカロリーな人工甘味料がその食品にどのくらい含まれているかによります．FDAが定めた食品成分法では，糖質とは高果糖コーンシロップ，デキストロースやはちみつのようなすべての単糖類と2糖類に定義されています．ソルビトールやマニトールといった無糖食品に含まれる人工甘味料はFDAが規定している糖分ではありませんが，カーボとカロリーは含んでいます．アスパルテームやサッカロースといった無糖食品に含まれる成分にはカロリーやカーボは含まれていません．無糖食品では食品に含まれる人工甘味料やほかの成分が血糖値を上げる原因になっているかもしれません．

無糖食品で使われる人工甘味料

Polyols(ポリオール)：多価アルコール

糖アルコールといわれているポリオールは，無糖食品に含まれる成分のひとつですが，面白いことに砂糖でもアルコールでもないのです．砂糖の約半分のカロリー(1g当たり2kcal，それに対して砂糖は4kcal)を含んだ炭水化物を基本にした成分です．0.2kcalしかないものや3kcalと比較的高いものもあります．ポ

表 8-2　2種類のアイスクリームの食品ラベル例*

栄養成分表示
普通のアイスクリーム
サービングサイズ：1/2 カップ
カロリー　140
総脂肪　8 g
総炭水化物　15 g
糖分　15 g

栄養成分表示
砂糖無添加のアイスクリーム
サービングサイズ：1/2 カップ
カロリー　100
総脂肪　5 g
総炭水化物　15 g
糖分　4 g
糖アルコール　3 g

*簡易表示されたラベル．最高級の高脂肪アイスクリームではない

リオールは砂糖の代替品としてキャンディー，クッキーやスナックバー，アイスクリームなどに使われています．ソルビトール，ラクチトール，マルチトール，マニトールなどがそれにあたり，共通していることは最後が"オール (ol)"で終わっていることです．

ポリオールは完全に消化されないために，カロリーは砂糖の約半分です．それゆえ，普通の甘い食品より血糖値を低く抑えることができます．しかし，ポリオールを含む食品の1食分のカーボ量とカロリーはほんのわずかしか変わりません．**表 8-2** で2種類のアイスクリームを比較してみましょう．砂糖無添加のアイスクリームのカーボ量は普通のアイスクリームと同じです．この場合，このアイスクリームのカーボ量を計算するには糖アルコールのグラム数を知る必要があります．次の"ノンシュガーな食品との付き合いかた"を読んでみてください．

糖アルコールの欠点は多量に摂取した場合，ガスや胃腸の痙攣や下痢を引きおこすことです．特に子どもはこの副作用に悩まされます．ポリオールを一定量以上含む食品はFDAにより下痢がおこりうることを表示し，注意喚起することが求められています．

Non-Calorie Sweeteners(ノンカロリーの人工甘味料)

ノンカロリーの人工甘味料はノンシュガーな食品の別グループのひとつです．名前が示すように，カロリーはありません．現在，FDAによりセスルファカリウム，アスパルテーム，ネオテーム，サッカリン，スクラロースという5種類の人

工甘味料の使用が認められています．これらはダイエットソーダやフルーツ飲料，シロップ，ヨーグルトといった食品や飲料に使われ，ノンカロリーかノンカーボです．また，カーボやカロリーを低くすることもでき，甘味料そのものは血糖に影響を与えません．

A Blend of Sweeteners(人工甘味料の組み合わせ)

最近は食品業者が利用可能なポリオールやノンカロリーな人工甘味料が多くあるので，組み合わせて用いられます．どんな人工甘味料が使われているか成分リストを読んでみてください．法に従って，そのリストはいろいろなことを教えてくれるでしょう．

ノンシュガー（無糖）食品との付き合いかた

手元に成分リストと栄養成分表示を並べ**表 8-3** を使ってノンシュガーな食品があなたの食事計画に合うかチェックしてみましょう．

ポリオールが含まれている食品については，以下のガイドラインを参照します．
1．食品に含まれる総カーボ量がポリオール，ノンカロリーな人工甘味料である場合，さらに総カーボ量が 10 g より少ない場合には，"ノンカロリーな食品"と考えましょう．1 日当たり 3 回以下に制限してください．
2．すべての炭水化物がポリオール由来であり，かつポリオールのグラム数が 10 g より多い場合は，**表 8-3** を参考に総カーボ量からポリオール量の半分を引きます．
例：

栄養成分表示
ノンシュガー・キャンディ 　（甘味料：マルチトール, ソルビトール） サービングサイズ　10 ピース
カロリー　80
総炭水化物　36 g
糖アルコール　31 g

ポリオール 31 g÷2（半分）＝16 g
総カーボ 36 g−16 g（ポリオールの 1/2）＝カーボ 20 g．カーボ 20 g または 1 カーボとしてカウントします．

3．ポリオールを含んだ食品のなかに数種類の炭水化物がある場合は，総カーボからポリオールの半分量を引きます．

例：

```
栄養成分表示
ノンシュガーチョコレートバー
多価アルコール（ポリオール）で甘くしたもの
サービングサイズ：3 ブロック（36 g）
────────────────────
カロリー    170
総炭水化物   21 g
 糖分      3 g
 マルチトール  16 g
```

ポリオール 16 g ÷ 2（半分）＝ 8 g

総カーボ 21 g − 8 g（ポリオールの 1/2）＝ カーボ 13 g．カーボ 13 g または 1 カーボとしてカウントします．

表 8-3　無糖食品に含まれる炭水化物量と数えかた

0〜5 g	カーボなし食品
6〜10 g	0.5 カーボ，1/2 でんぷん質食品
	くだもの，牛乳　炭水化物の g 数
11〜20 g	1 カーボ，1 でんぷん質食品
	くだもの，牛乳　炭水化物の g 数
21〜25 g	1.5 カーボ，1 と 1/2 でんぷん質食品
	くだもの，牛乳　炭水化物の g 数
26〜35 g	2 カーボ，2 でんぷん質食品
	くだもの，牛乳　炭水化物の g 数

ノンシュガーな食品：あなたが決める

　ノンシュガーな食品を使うかどうか，またどの食品を選ぶかはあなた次第です．どのような食品に含まれ，どのように食事計画に合わせていくか少しわかってきました．多くの無糖食品，特にノンカロリーな人工甘味料が，普通の飲料や炭酸飲料，ホットココア，ヨーグルトやシロップなどに使われています．これらは甘いものが大好きな人にとっては，ウエスト周囲径が増えるのを抑えるのに役立ちます．

ネットカーボ，インパクトカーボ−新しい特殊な表示

　こうした FDA 未認可の用語は，低カーボマニアがアトキンズダイエットやそのほかの"低"または"ノー"カーボ食事計画をもたらした際に使われはじめました．食品業者はカーボや血糖値を気にしている人に自社製品を勧めるためにこ

の用語を使っています．「ネットカーボ（正味のカーボ）」とは，総カーボのグラム数から食物繊維と糖アルコールのグラム数を引いたものです．正味のカーボしか残っていない状態やカーボが0グラムの場合を「ネットカーボ」としています．この用語は血糖値に影響を与える唯一のもの＝カーボのグラム数だけ計算すればよいということを意味づけています．しかし，用語や言葉がラベルによって異なることを覚えておいてください．

　食品業者は食品のネットカーボだけが，血糖に影響を及ぼすという，必ずしも正しくない見解をこの新しい計算方法を示すことで表明しています．カロリーについては述べていません．それゆえ，この新しい言葉は糖尿病，とりわけインスリンを使用している人にとっては気をつけなければなりません．カーボカウント応用編を使っている人や速効型インスリン注射をしている人が，前記のガイドラインを用いずに「ネットカーボ」を用いると，打つべきインスリンを少なめに見積もってしまうことがおきます．そして，数時間後には説明不能な高血糖を招く恐れがあるわけです．前記のガイドラインを用いてポリオールをカウントすることが一番よいのです．

　栄養成分表示のなかで「ネットカーボ」は別物として認識しておきましょう．現在の総カーボ，糖質や糖アルコールの定義を変えるFDAの声明や制定はいまのところありません．しかし，FDAやUSDAはこの使用を差し止めるようにもみえませんし，近い将来これらの用語に定義を設けることを主張しています．

ほかの栄養強調表示

　食品業者は栄養成分表示とは別にノンカロリーやノンシュガーといった表示を

表8-4　食品ラベルの栄養表示

栄養表示	意味
カロリーなし	1人前で5 kcal以下
無脂肪	1人前で脂肪0.5 g以下
無糖	1人前で砂糖0.5 g以下
低カロリー	標準の食品より少なくとも25％カロリーが少ないもの
低脂肪	標準の食品より少なくとも25％脂肪が少ないもの
低糖	標準の食品より少なくとも25％砂糖が少ないもの
砂糖不使用	糖類なしや糖類の代用成分が使われていないときにこの表示が許される．濃縮フルーツジュースやゼリーは含まれない．ラベルには食品は低カロリーでないと書いてあります

することができます．しかし，これは何を意味するのでしょうか？ 表 8-4 は食品表示法によるガイドラインです．

食品表示を用いてみよう

カーボカウントを行うために表示を利用することは大切です．実行するに当たって次のサンプルを使ってみてください．

1．わたしはよく朝食にオートミールを食べます．栄養成分表示には 1 食分＝1/3 カップでカーボ 19 g と食物繊維 5 g が含まれているとあります．わたしがこのオートミールを 2/3 カップを食べるとき，カーボはどれくらい含まれていて，食物繊維量はどのくらい引けばいいでしょうか？

   2/3 カップのオートミールにはカーボ 38 g (19 g×2) と食物繊維 10 g (5 g×2) が含まれています．食物繊維を 5 g 以上を摂取しているのでカーボ 38 g から食物繊維 10 g を引きます．38 g－10 g＝28 g カーボ，もしくは 2 カーボになります (30 g に切り上げて 2 カーボとします)．さらに，この朝食にレーズンや牛乳，ほかのカーボを含む食品を付け加える場合には，それらのカーボ量を加えなければなりません．

2．たとえば，次のような夕食の場合，パスタ，サラダドレッシング，ヨーグルトの栄養成分表示に記載されている総カーボの数値を読まなくてはなりません．サラダ，ロールパン，いちごといった表示には載っていないカーボ数を知るためにカーボカウント本をチェックしてみてください．

品目	炭水化物(g)
3 種のチーズとパスタ（冷凍）	41
ロールパン　1 個	19
グリーンサラダ　1 カップ	5
ノンオイルドレッシング　大さじ 2 杯	11
いちごの薄切り　1 と 1/4 カップ	15
オレンジフローズンヨーグルト 1/2 カップ	26
総カーボ	117

もしカーボ数を使うなら
　　117 g÷15＝8 カーボとなります

3．わたしはよく手軽な朝食としてドライシリアルを食べます．食物繊維をたっぷりとるために3種類のシリアルを混ぜ，その味を楽しんでいます．レーズン大さじ2杯も加えています．総カーボはいくつになりますか？

品目		わたしのシリアル （炭水化物 g）	栄養成分表示 （炭水化物 g）
ブランフレーク	1/2 カップ	12	1 カップ当たり 24 g （食物繊維 3 g）
小麦ブラン	1/2 カップ	23	1 カップ当たり 47 g （食物繊維 5 g）
低脂肪グラノーラ	1/3 カップ	24	2/3 カップ当たり 48 g （食物繊維 2 g）
レーズン	大さじ 2 杯	15	大さじ 2 杯 15 g（食物繊維 2 g）
無脂肪牛乳	1 カップ	12	12 g
総カーボ		86	

　わたしが食べる3種類のシリアルは栄養成分表示で示された1食分の半分になります．レーズンや牛乳を加えたことも覚えておいてください．
　朝食は何カーボでしたか？
　　86 g÷15 g＝5 と 1/2 カーボ．

ボーナスクイズ#1：
　Q：わたしの朝食には食物繊維が3＋5＋2＋2＝12 g が含まれていました．炭水化物量は何gでしょう？
　　86 g－12 g＝74 g……実際は74 g の炭水化物を摂取したことになります．

ボーナスクイズ#2：
　Q：もしわたしのインスリン炭水化物比が1：17の場合，この朝食をカバーするためには何単位のインスリンを必要としますか？
　　74 g÷17＝4 単位の速効型インスリン

9 Convenience Foods and Recipes
HOW TO FIGURE, HOW TO MANAGE

便利な食べものとレシピ
～数えかたと管理のしかた～

　日常の献立において，すぐ食べられる便利な食材がいろいろと取り入れられるようになってきました．これらの食材はつくる手間や時間を省きます．栄養成分表示を用いてこれらの食品の見当をつける練習をしてみましょう．

　時間がないときばかりでなく特別な日や，休みのときにも食事を楽しむことができるし，雑誌や料理本，家族のお気に入りのレシピを研究することもできるでしょう．しかし，残念ながらこれらのレシピにはカーボの情報は載っていません．こういう場合のカーボカウントはちょっと難しいのですが，本章でその計算法についてお話ししましょう．

　あらかじめ準備され，考えられたメニューでも，ただ単に温めるだけのメニューでも，カーボカウントを学ぶことができます．カーボカウントを使うために食生活を変える必要はないのです．実際，カーボカウントを使いこなせるようになると，食事のなかで血糖値に影響を与える要素を除く方法を知ることができるようになるのでインスタント食品や古いレシピなどを使っても考えることが苦にならなくなります．

すぐに食べられる便利な食品

　わたしたちは一から料理するのではなく，調理済みの食品を組み合わせて食べることが多くあります．たいていはスーパーなどで購入でき，冷凍のピザからマカロニチーズの箱，冷凍赤身肉料理まで，なんでもあります．カーボカウントを実践する場合，インスタント食品の栄養成分表示にカーボ量が正確に記載されているのはとてもありがたいことです．

　しかしながら，このような食品は最近はいろいろなところ，たとえばスーパーマーケットのデリカウンター，小さなテイクアウトの店，ボストンマーケットや

ピザチェーンなど大きなチェーン店で利用することが可能です．以前では，レストランでしか食べられなかったものがスーパーマーケットで買うことができるようになりました．これらの食品のうち，栄養成分表示が利用できる食品もありますが，そうではない食品もあります．たとえば，デリカウンターなどではカーボ数を計算するためや栄養情報を得るために「ポテトサラダの容器を見せてください」と頼むことができます．しかし，小さなテイクアウトの店ではこのような栄養情報を提供していないので情報を得ることはとても難しいです．そのような店では栄養情報を提供する義務がないのです．こういう場面では，推測で見積もる能力が役に立つでしょう．ボストンマーケット，ピザハットなどのレストランについては，10章を読んでレストランから入手できる情報とできない情報について，また入手できる情報にアクセスする方法を学んでください．

手引き

それではまず，スーパーで買うことがある冷凍食品から始めましょう．ピザはどうでしょう？　多くのアメリカ人が，すぐに食べられる食事として冷凍庫に置いているもののひとつです．以下は冷凍ピザの栄養成分表示です．

栄養成分表示
サービングサイズ 1/3 ピザ（120 g）
包装内のサービング数 3
1 サービングの量
カロリー 320
総脂肪　13 g
飽和脂肪　6 g
コレステロール　30 mg
ナトリウム　870 mg
総炭水化物　35 g
食物繊維　2 g
糖分　7 g
たんぱく質　14 g

もし，1食分，つまり 1/3 のピザを食べた場合には，炭水化物量は 35 g（2 カーボ）となります．ピザを半分食べてしまったとしたら，カーボはいくつになりますか？

- ピザを1枚全部食べた場合（炭水化物量 35 g×3）＝105 g の炭水化物が含まれ，半分なら炭水化物量 53 g（3.5 カーボ）となります．

冷凍赤身肉はどうでしょうか？　以下にマッシュポテトとさやいんげんがついたソールズベリーステーキの栄養情報を示します．

栄養成分表示

サービングサイズ
ソールズベリーステーキ 1（269 g）
包装内のサービング数　1

1 サービングの量
カロリー　260

総脂肪	9 g
飽和脂肪	4.5 g
コレステロール	45 mg
ナトリウム	660 mg
総炭水化物	24 g
食物繊維	3 g
糖分	4 g
たんぱく質	24 g

赤身肉 1 食分には炭水化物量 24 g（1.5 カーボ）が含まれています．サラダ，スープやロールパンを加える場合は，すべての炭水化物量を合計してください．

缶詰のスープはどうでしょう？　以下に野菜がはいったレンズ豆スープの例を示します．

栄養成分表示

サービングサイズ
レンズ豆スープ 1 カップ（250 g）
包装内のサービング数　3

1 サービングの量
カロリー　170

総脂肪	1.5 g
飽和脂肪	0 g
コレステロール	0 g
ナトリウム	710 mg
総炭水化物	30 g
食物繊維	7 g
糖分	2 g
たんぱく質	10 g

1 カップ＝1/3 缶を飲む場合，炭水化物量 30 g（2 カーボ）となります．しかし，この食品には 1 食分当たり 7 g の食物繊維が含まれています．1 食分当たり 5 g 以上の食物繊維が含まれる場合，総炭水化物量から食物繊維の量を引かなければなりません（30 g－7 g＝23 g）．したがって，炭水化物量 23 g（1.5 カーボ）となります．次に，総炭水化物量をだすためにほかの食品の炭水化物量を足します．

9　便利な食べものとレシピ～数えかたと管理のしかた～

正しい栄養情報が目の前にあるため，これらの例はとても簡単です．食べることになっている炭水化物ではなく，実際に食べた炭水化物を計算することを忘れないでください．

もっと計算に強くなりましょう．毎朝，あなたは会社へ行く途中で近くのコーヒーショップでマフィンあるいはクリームチーズを塗ったベーグルを食べる習慣があります．付録1でベーグルとマフィンの炭水化物量をみます．そこで1オンス（約30g）のベーグルに炭水化物が15g含まれていることがわかります．また，自分がラージサイズを食べていたことにも気づきます．マフィンも同じように調べてみると，約1.5オンス（約45g）のマフィンには15gの炭水化物が含まれていることがわかりました．またベーグルと同じく自分がとても大きいサイズを食べていることにも気づきました．

このような食品（特大サイズ）の栄養情報を手に入れるためには2つの方法があります．ひとつめは，スーパーなどであなたが買うサイズのベーグルとマフィンを見つけ，包装されていたらそこに貼られている食品ラベルを見ることです．パン屋などでも同様に情報をチェックしておきましょう．そして，それらがあなたが買うものとどれだけ違うかを目測します．そしてそこから推測しましょう．2つめは付録2の"レストランメニュー（179頁）"の章で紹介されているものを使うことです．ベーグルとマフィンを探し，レストランやベーグル店での炭水化物量の平均などの情報を使い，計算してみてください．あるいはこうした2種類の情報を両方使って，そこから推測します．このように得られたすべての情報を併せて，最高に正直に行うことで真の値に非常に近づくことになります．この記録を自分のデータベースに加えておきましょう（第5章参照）．そうすることでこの面倒な手順を何回もやる必要がなくなります．

下記にスーパーで包装されたベーグルの栄養情報があります．この情報からこ

栄養成分表示
サービングサイズ　ベーグル1（103g）
包装内のサービング数　6
1サービングの量
カロリー　264
総脂肪　1.5g
飽和脂肪　0g
コレステロール　0g
ナトリウム　427mg
総炭水化物　53g
食物繊維　2g
糖分　10g
たんぱく質　11g

のベーグルは約 3.5 オンス（103 g ÷ 30 g《＝1 oz》＝3.5）であることがわかります．炭水化物 53 g（3.5 カーボ）が含まれています．目測すると，そのベーグルがいつも買うものより小さかったとします．

次に，ダンキンドーナツの web サイトでベーグルをチェックします（www.dunkindonuts.com）．あなたがいつも買っているベーグルのサイズがダンキンドーナツのプレーンベーグルに近いことがわかります．

そこには重さは載っていませんが栄養情報を見ることができます．

栄養成分表示	
サービングサイズ	
ベーグル（ダンキンドーナツ）	1
1 サービングの量	
カロリー	260
総脂肪	3 g
飽和脂肪	0.5 g
コレステロール	0 g
ナトリウム	780 mg
総炭水化物	69 g
食物繊維	2 g
糖分	6 g
たんぱく質	14 g

このベーグルには炭水化物 69 g（4.5 カーボ）が含まれています．朝食でのカーボ量の配分がベーグルだけで超過していたことがわかりました．ここで問題なのはクリームチーズです．クリームチーズは 1 パケットでたった 3 g しか炭水化物を増やしませんが，130 kcal がプラスとなります！

面白いことに，このプロセスを経験することで，実際，自分で考えているより炭水化物とカロリーを多く摂取していることに気づくことになります．減量中なら食品選択に少し変更を加えたほうがよいでしょう．たとえば，あなたが摂取していたベーグルには 65 g，ブランやコーンマフィンには 75 g の炭水化物が含まれていることを知ったために，どちらかひとつを半分にしようと考えたり，朝食でのカーボ範囲を目標に近づけるためにくだもので補ったりするかもしれません．

次に，忙しい人のための 2 種類のクイックサイド料理についてです．あなたはいつものようにスーパーのデリカウンターに立ち寄り，そこでビネガー味のコールスローを買います．また，家族が好きな"豆料理"も購入します．あなたは炭水化物がどのくらいかを考えてみることにしました．混んでいないときに，両方の食品の栄養成分をみせてほしいと店員に頼みました．コールスローの栄養成分表示は次のようなものでした．

嬉しい驚きでした．このコールスローではカロリーをとりすぎることなく，1 皿

または2皿の野菜を摂取できることがわかったのです．

栄養成分表示
サービングサイズ
コールスロー 1/2 カップ
1サービングの量
カロリー 41
総脂肪 1.5g
飽和脂肪 0g
コレステロール 0g
ナトリウム 14mg
総炭水化物 8g
食物繊維 1g
糖分 3g
たんぱく質 1g

煮豆の栄養成分表示は次のとおりでした．

栄養成分表示
サービングサイズ
煮豆 1/2 カップ
1サービングの量
カロリー 180
総脂肪 4g
飽和脂肪 1g
コレステロール 0g
ナトリウム 360mg
総炭水化物 32g
食物繊維 8g
糖分 14g
たんぱく質 5g

　これを3/4カップ近く食べると約48gの炭水化物をとることになります．ところが豆には食物繊維が含まれています．3/4カップなら12gの食物繊維を含んでいることになります．ですから，総炭水化物量は48g−12g＝36gとなります．
　食べるごとに記録する手間を省くために，自分のデータベースに記録しておきましょう．
　すぐに食べられる食品のなかでも，炭水化物を計算するのが最も難しいのは栄養情報をもたない店の食品でしょう．だからといって，これらの店をあなたの選択リストから削除しなさいと言っているわけではありません．いくつか方法があります．まずは，出される食事に栄養情報があるかどうかを尋ねてみてください．たとえば，栄養成分表示をもつロールパンを出しているかもしれないからです．2つめの方法は，いつも注文する料理のレシピをみせてもらえないかと尋ねてみ

ることです．その料理はミートローフやチキンシチューかもしれません．その場合，1人前のカーボ数を知りたいだけであることを相手にきちんと伝えておきましょう．レシピをみせてもらえるようならばコピーして，しっかり分析してみましょう．3つめは，推測で見当をつける技術を使うことです．ここまでで，あなたは食品のサイズから，かなりカーボカウントができるようになっているはずです．ただし，家で食事をするときは大きさを量るよい機会であることを忘れないでください．お皿に盛られているごはんやマッシュポテトがどのくらいあるかを計量カップなどを用いて量っておきましょう．

ジョージの場合

　ジョージは，冷凍ピザ，冷凍ワッフル，箱入りマカロニ・チーズなどの，パッケージされた食品を毎日2～3回は食べていました．彼はとても頭のよい若者でしたが，とても忙しい人でした．仕事のスケジュールが変わり，朝の6時に朝食をとり，11時30分になるまで食事をすることができないので，9時頃に自動販売機で買ったクッキーを食べていました．それはモンスタークッキーと呼ばれるもので，栄養成分表示で総炭水化物量をチェックしてみると35gと記載されていました．昼食前やクッキーを食べた2時間後に血糖値をチェックしたところ220～250 mg/dlの範囲にありました．このような状態が3日間も続いたのです．しかし，なぜ血糖値が高いのか彼にはわかりませんでした．そこで，栄養士に電話で相談してみました．ジョージはクッキーのラベルをコピーして栄養士に送り，栄養士が1食分をチェックしてみると，1食分はクッキー1枚だったのです．ひとつの包装には2枚のクッキーが入っており，彼は2枚とも食べていたのです．なんと朝のスナックには70gもの炭水化物が含まれていたのです．そのとき，彼はパッケージに表示された1食分と包装内にある1食分の数をチェックしていなかったことに気づきました．これらの数字は炭水化物のグラム数と同じくらい大切なことです．ジョージと栄養士はよりよい血糖コントロールのために，午前中の血糖値が低下するのを防ぎ，スナックとしてのクッキーの必要をなくすために，朝食の量を増やし，朝のインスリン量を減らすといったことや，もっと健康によいスナックを探すことなどを話し合いました．

あなたのレシピ－カーボカウント

　お気に入りのレシピを捨てたり，新聞や雑誌などから切り抜いてクリップしてあるレシピはもう使えないなんて思ったりしないでください．レシピから1食分

の炭水化物を計算する方法を教えましょう．

　骨が折れる作業を避けるために栄養情報を掲載しているレシピ本を使うことは有効な手段です．カーボカウントが大事なことは言うまでもありません．ADAが作成した料理本に掲載されている栄養情報を役立ててください．それに加えて，糖尿病，減量や健康的な食事について書かれたこれらの料理本はカーボカウントについても教えてくれます．低カロリー，低脂肪の料理テクニックを身につけられるだけでなく，新しいレシピまで習得できるよい方法です．これらのレシピはほかのレシピのカーボカウントを学ぶのにも応用できます．こうしたすべての知識はカーボカウントを学ぶのに役立ちます．次の3冊の料理本はカーボカウントをする人のためにつくられたものです．

- Carb Counting Cookbook, by Patti Geli, RD, CDE, and Tami Ross, RD, CDE. Wiley and Sons, 1998.
- Carb Counters Diabetic Cookbook, by Better Homes and Gardens. Better Homes and Gardens Books, 2003.
- Quick & Easy Low-Carb Cooking, by Nancy S.Hughes. American Diabetes Association, 2003.

カーボカウントレシピの手引き

ステップ1：レシピで使われた量とそれぞれの成分を書くことから始めてください．

ステップ2：レシピで使われる食品のなかにどのくらい炭水化物が含まれているか計算してみてください．付録1に記載してある食品や付録2で紹介されているものも利用してください．脂肪，コレステロールなどほかの栄養素の情報が知りたいと思ったら，それらの情報も同時に書きとめておきましょう．

ステップ3：レシピで使われるすべての炭水化物量を合計します．

ステップ4：1食分の炭水化物量やカーボ数を計算するために総炭水化物を1食分の値で割ってください．

ステップ5：この情報をレシピに書いておきましょう．また，よく使うレシピならばカーボカウントのデータベースに書いておきましょう．

レシピを用いた練習

モロッコ風チキンシチューの炭水化物量を計算してみましょう．

量	炭水化物(g)
チキンスープ　2カップ	0
トマトペースト　1/4カップ	6
粉末クミン　小さじ1	0
塩　小さじ1	0
粉末レッドペッパー　小さじ1/4	0
シナモン　小さじ1/8	0
干しぶどう　1/2カップ	58
薄切り玉ねぎ中サイズ　1個分	16
きざみにんにく　大さじ1杯	4
くだきバターピーナツ　2ポンド	52
冷凍えんどう豆　2カップ	40
ひよこ豆　1缶（16オンス）	108
とりもも肉　4本	0
総炭水化物量	284

　これらは4食分です．1食分には炭水化物量71g（5カーボ）を含んでいます．とにかく，練習すればするほどこの作業への満足度が上がるでしょう．好みのレシピを選んで，総炭水化物量を計算してみましょう．

ADAの「食事シリーズ」から

　以下に示すものは，それぞれ1回分ごとに同じ量の炭水化物を提供するためにつくられた1週間の食事です．「食事シリーズ」はカーボカウント基礎編を用いている人や，ヘルシーで簡単なレシピで食生活を改善しようとする人たちすべてに当てはまります．このシリーズは1冊で28日間相当のレシピがあります．1日分は朝食，昼食，夕食ごとに分れるようになっているので，朝食，昼食，夕食の無限の組み合わせができます．どんな組み合わせにしても，炭水化物や脂肪，カロリーが自分の目標範囲に設定できます．このことは地道な作業をしなくてもよいので，カーボカウントを学びたい人に大いに推薦できます．

今月の食事：アメリカンフェア

1日目
朝食：スパニッシュオムレツ，ライ麦パンのトースト2枚，マーガリン小さじ1，グレープフルーツ1/3カップ
昼食：サブマリンサンドイッチ，梨大1/2個，ミックスナッツ3個
夕食：焙りハム(3オンス)パイナップル(薄切り2枚)添え，ごはん2/3カップ，蒸したにんじん1/2カップとマーガリン小さじ1，低脂肪サラダドレッシング大さじ2であえたサラダ

今月の食事：クラシッククッキング

2日目
朝食：無脂肪牛乳1カップとおろした麦1/2カップ，クリームチーズ大さじ1とレーズントースト1枚，スライスした桃1個
昼食：野菜スープ1カップ，チキンサンドイッチ1/2(全粒パン1枚，とりのむね肉2オンス，マヨネーズ小さじ1，レタス，トマト，マスタード)，オレンジ1個または無脂肪ヨーグルト1/3カップ
夕食：焼肉1人前，全粒パン1枚，ほうれん草1/2カップ，野菜スティックセロリ，パイナップルの角切り3/4カップまたはジンジャークッキー3枚

3日目
朝食：アップルレーズンマフィン1個，無脂肪牛乳1カップとブランフレーク1/2カップ
昼食：シェフサラダ，らい麦クリスピ2個，いちご1 1/4カップ，冷凍ヨーグルト3オンス
夕食：とりのむね肉のオーブン焼き1/2，マッシュポテト1カップ，グレービーソース大さじ2杯，蒸したさやいんげん豆1カップ，焼きりんご1/2個

今月の食事：祝祭のラテン風

4日目
朝食：ラップサンド
昼食：ベラクルス風魚料理1人前
夕食：牛腰肉(3オンス)，サボテンサラダ1カップ，トルティーヤ2，パパイヤ1カップ

今月の食事：ソウルフードセレクション

5日目

朝食：あらびきトウモロコシ1/2カップ，ポーチドエッグ1個，低脂肪クッキー1枚，オレンジジュース1/2カップ

昼食：チキンガンボスープ1カップ，ミックス野菜1カップ，低脂肪サラダドレッシング大さじ2，りんご小1個

夕食：ジャマイカ風ローストビーフ1皿，ごはん2/3カップ，サラダ2カップ，低脂肪ドレッシング大さじ2杯，アボガドスライス1/8個，パパイヤ1カップ

6日目

朝食：ソーセージのパテ1オンス，スクランブルエッグ1，トルティーヤ1，くだもの1/2カップ

昼食：焼いたハム2オンス，砂糖で煮たさつまいも1人前，青野菜1/2カップ，低脂肪ドレッシング大さじ1杯，フルーツサラダ1/4カップ，半割ピカーン(クルミの一種)2個

夕食：ローストポーク1皿，キマメとごはん1人前，サラダ2カップ，低脂肪ドレッシング大さじ2杯，全粒粉パン1/2切，マーガリン小さじ1/2杯，りんご小1個

今月の食事：ベジタリアンのお気に入り

7日目

朝食：干しぶどう入りの全粒小麦粉スコーン1個，無脂肪で人工甘味料のヨーグルト2/3カップ

昼食：イタリアントマトソースと1オンスモッツアレラチーズがのった1/2の豆パンバーガー，マーガリン小さじ1杯，プレッツェル1/3オンス，小さなネクタリン1個

夕食：ほうれん草のラザニア1皿，ロールパン1個，マーガリン小さじ2杯，フレッシュフルーツサラダ1/2カップ

10 Restaurant Meals
HOW TO FIGURE, HOW TO MANAGE

レストランでの食事
～数えかたと管理のしかた～

　レストランで食事をすることやレストランの料理を家や会社にテイクアウトすることは，アメリカ人にとって当たり前のことです．なぜなら，仕事は忙しいし，レストランの食事が24時間いつでも利用できるようになったからです．アメリカ人は平均週に4回以上レストランの食事を利用しています．それ以上の人も多いことでしょう．レストランでの食事が生活の一部になっていたとしても，カーボカウントを用いればその生活を変える必要はありません．実際，カーボカウントに慣れてくれば，食事を楽しむことができるし，必要な知識やツールをもてば，よりよい血糖コントロールが可能となるのです．

レストランでの食事：
中で食べる，それともテイクアウトする

　以下の質問を自問自答してみて，自分の外食習慣について明らかにしてみましょう．
　1．1日，1週間，1カ月のうち，どんな食事やスナックを外で食べますか？外食をするのは昼ですか，それとも夜ですか？
　2．なぜレストランで食事をするのですか？
- 便利だから
- 時間がないから
- バラエティ豊かな食事ができるから
- 料理をするのが好きでないから
- 料理を出されるのが好きだから
- おいしいから

　3．レストランなどであなたがいつも決まって注文するのは何ですか？　どの

くらいの量を摂取しますか？

　お気に入りのレストランで食べるものを書き記し，その中に含まれる炭水化物の量と1食分の量を計算してみましょう．もし，外食した後の血糖値の記録をもっているならば，その記録も同じように書いておきましょう．これらの記録はレストランの食事からあなたがどのくらい正確に炭水化物量を計算できたかを知る鍵となります．同様に，炭酸飲料，フルーツジュース，アルコール飲料，カロリーフリーなどの飲みものも書いておきましょう．飲みものには炭水化物やカロリーを含むものがあり，記録していないとどれだけ炭水化物などを摂取したかわからなくなってしまうからです．

　レストランで食事をする際の自分のスタイルを知っていますか．上記のような記録は外食での炭水化物のg数やカーボ量を計算するのに必要なデータとなります．外食で摂取する炭水化物量の計算に役立てるために付録2の食品リストなどを活用してください．また，本章を読み進めて，理解を深めてください．

　外食するときは，いつもの食事計画をきちんとしますか，それとも無視することが多いですか？　食べ過ぎてしまうレストランや食べ過ぎてしまう時間帯はありませんか？　食事記録から自分自身について何か学べることがありますか？　お気に入りのレストランからメニューを手に入れてください．そして，ファーストフードのチェーン店のウェブサイトで調べてみましょう．次にレストランに行く前に，あなたが注文する料理の炭水化物を数えてリストをつくってみてください．これらの料理をあなたのカーボカウントのデータベースに加えておきましょう．そうすれば，何度も計算しなくてもすみますよ．

レストランでの食事－カーボカウントの評価の方法

　栄養情報が手元にあれば，カーボカウントはすぐにできます．食品に栄養成分表示のラベルが貼ってあったり，栄養データが豊富なウェブサイトをみることができれば，カーボカウントは簡単です．しかし，田舎で家族経営しているレストランなどでカーボカウントすることは難しいことです．以下に示したアドバイスはレストランの食事をカーボカウントするときに役立ちます．

レストランでの栄養情報－利用できるものとできないもの

　以前と比べると，いまではレストランの食事の栄養情報は増えています．しかし，すべてのレストランの食事を網羅しているわけではありません．その理由は

表10-1 レストランでの個人食事記録のサンプル

食事	1食分	炭水化物g
レストラン＝バーガーキング		
オリジナルフッパージュニア	1	32
フレンチフライ	中サイズ1/2	23
サイドガーデンサラダ	1	5
サラダのドレッシング―カタリーナ	大さじ2	5
合計		65
レストラン：ピザ（地元のピザ店）*		
チーズ　玉ねぎ マッシュルームピザ	3切れ	96
合計		96
レストラン：メキシカン（地元のメキシコ料理店）**		
ファヒータ	3	
とり肉と牛肉	4オンス	0
焼いた玉ねぎとこしょう	2/3カップ	11
トルティーヤ	3	54
グアカモーレ	大さじ3	4
トマト	1/2カップ	3
メキシコ米	1/3カップ	16
インゲン豆	1/2カップ	20
合計		108

＊ピザハット，ドミノピザの栄養情報の平均に基づいて換算する．パパジョーンズ「健康的なレストランの食事」2002年アメリカ糖尿病協会より．
＊＊www.nal.usda.gov/fnic/foodcomp/（アメリカ農務省調査データベース）の栄養表示と栄養情報に基づいている．

次に示すとおりです．

　いわゆる「ウォークスルー（自分で注文カウンターに行って注文する）」マクドナルド，ドミノピザ，ケンタッキーフライドチキンなどのチェーン店のレストランで提供されているすべての料理は栄養情報を利用できます．最もよい方法はウェブサイトを利用することです．栄養情報はパンフレットやポスターなどでレストラン内でも利用できますが，ポスターは天井近くに貼られ，小さな字で書かれているので読みづらいかもしれません．ですから，お気に入りの「ウォークスルー」チェーン店のウェブサイトで数分間使って，調べてみましょう．いつも注文するメニューなどをみて表10-1と同じように炭水化物量を書いてみてください．そうすれば必要なときにいつでも使えます．

　逆に，「座って注文する」タイプのレストランで栄養情報を手に入れることは難しいです．たとえば，地域限定のチェーン店や独立経営のレストラン，Applebee's，TGI Fridays，Chill'sなどのチェーン店などです．ここに例を挙げたチェーン店ではレストランごとに料理などが異なるために栄養情報を提供するのは難しい

> **レストランでの栄養表示に関する法律**
>
> 　栄養や健康の専門家からの奨励や推進が増大し，レストランでは栄養情報が提供されるようになりました．法制化もされるようになりました．ニューヨーク，メイン，カリフォルニア，コロンビア特別区などの州議会や下院と上院の両方で議案が提出されています．決議案(HR.3444)は2003年11月に下院のDeLauro (D-CT)により，上院議案(S.2108)は2004年2月にSen. Tom Harkin (D-IA)により提出されました．ウェブサイト http://thomas.loc.gov.で詳細をみることができます．この種の法律を支援したり，あなたの声を反映さたいなら，州や連邦の議員とコンタクトをとってみてください．

のだそうです．興味深いことに，いくつかのチェーン店で健康志向や低炭水化物を売りにする栄養情報のついた食事を提供するレストランもでてきました．しかし，数も少なく近くにあるとは限りません．このようなチェーン店では，興味をもった料理について質問することのできる顧客サービスオフィスを備えています．しかし，地域限定のローカルなチェーン店や独立経営のレストランで栄養情報を手に入れることはとてもコストがかかるため難しいのです．ですから，家で練習をして次に述べる「上手に見積もるコツ」に挑戦してみましょう．

　家で食べる食品について言えることは，レストランで食べる食品についても同様に正しいということはよい兆候です．同じレストランに何度も行ったり，好きなものやよく注文するメニューが同じということはよくあることです．Mama Leoni's Italian Gardenで食事をするならラザニアか子牛のカッチャトーレ，メキシコ料理ならファヒータかエンチラーダを頼むということです．全体像をつかむことができれば，栄養情報が利用できないレストランの食事の内容を見積もることができるようになります．この栄養情報を**表10-1**のようにあなたのデータベースに書き込んでおきましょう．

上手に見積もるコツ

- 食品の大きさに慣れましょう．たとえば，6オンスのベイクドポテト，1カップのごはんや3オンスのお気に入りのハンバーガーなど．食べものの1人前の量に詳しくなるための最もよい方法は定期的に家で計量器などを使って量ってみるということでした．それについては第7章で再度確認してください．家で食品の重さや大きさを量る習慣がつけば，あなたの眼は食品の大きさに慣れてくるでしょう．これはレストランで食品の大きさを見積もるのにとても役立ちます．正確に大きさを見積も

ることはカーボカウントを正確に行う助けとなるのです．
- ハンディガイド（70〜71頁）を利用すれば，レストランでいつでも大きさを見積もることができるでしょう．
- ベークドポテト，さつまいも，とうもろこし，バナナなどレストランで出される食品の1人前についてよく知るようになるために，スーパーマーケットの売り場にある秤でそれぞれの重さを量りましょう（スーパーマーケットでは生で量りますが，調理されてもたいして重さは変わりません）．
- あなたのよく行くレストランが栄養情報を取り扱っていない場合，ほかの似たようなレストランから利用できる情報を得ましょう．たとえばフレンチフライやベークドポテト，詰めもの料理，ベークドビーンズ，ピザ，ベーグルなどの食品の栄養含量を見積もるセンスをつかみたいと思うなら，ウェブサイト上に栄養情報があるレストランで出されている1人前と栄養情報を観察してみましょう．あるいは付録2に記載された情報源のなかにある栄養情報を見てください．全国的なチェーン店ではなく栄養情報を利用できないローカルなピザショップのピザをいつも食べているのならば，3つのレストランからMサイズのクラストチーズピザ2枚の栄養情報を入手し，平均してください．その値はあなたがいつも食べるチーズピザ3枚の栄養量の値に近いでしょう（表10-1参照）．
- よく行くレストランが栄養情報を取り扱っていない場合，スーパーにある似たような食品（冷凍食品や包装された食品など）の栄養成分表示を使うことで情報を得られます．冷凍ピザ，マカロニチーズ，ほうれん草のスフレ，チキンポットパイなどを利用してください．ここでも2個のサンプルを使って，平均してください．
- 栄養情報がない外国の料理を定期的に食べる場合，その料理のレシピが掲載されている本から情報を得ることができるかもしれません．それぞれの素材の栄養成分量を決めるために付録2の栄養データベースや栄養情報のある本を使いましょう．日本料理，中華料理，タイ料理といった外国料理に有効です．レストランではちらっと料理を見ただけではわからないような炭水化物を含んでいるソースがあります．たとえば，すしには砂糖が使われていますし，中華料理には砂糖や甘いソース，コーンスターチが含まれていることがあります．これらの食品を食べた後に血糖が上昇するのも無理のないことです．

レストランでの食事：コツと技術

　レストランでの食事の大きな問題は，1人前の量が多いことです．ここに1人前の量をコントロールするのに役立つコツと戦略があります．

- ラージ，ジャイアント，グランデ，スープリーム，エクストララージ，ジャンボ，ダブル，トリプル，ダブルデッカー（2階），キングサイズ，スーパーといった大きなサイズを意味する言葉のメニューに注意しましょう．小さなサイズを意味するジュニア，シングル，プチ，キディ（子ども）やレギュラーといった言葉を探しましょう．

- 肉1枚の重さが載っているメニューをみる場合，それは生の状態であることが多いです．たとえば，「肉1/4ポンド」と書かれたハンバーガー，6オンスのフィレ肉や10オンスのプライムリブをみるかもしれません．この重さは平均であって，正確な重さではありません．73頁の「概算のルール」を用いて，生の重さから調理された重さに置き換えてみましょう．レストランでは，1人前の肉の量は2人にも十分な量であることがよくあります（1人前を分割したり，注文するときに持ち帰り用ボックスを頼むとよいでしょう）．

- スープとサラダ，または前菜とスープを注文するときについて考えてみましょう．その量があなたにとって十分すぎるときもあります．半分の量が注文できるなら，そうしましょう．パスタ料理のときには簡単なことです．一緒に食べる人と分けることができるかどうかを尋ねてみましょう．たとえば，ステーキハウスで1人が2人に十分なステーキを注文し，もう1人がベイクドポテト，サラダや野菜といったサイドメニューを注文します．お互い補うような2つの料理を分けることも考えてみましょう．たとえば，イタリア料理のレストランで，1人がトマトソースのパスタを注文し，もう1人がチキン，子牛の肉や魚を注文します．2つの料理を分けることで，お互いにバランスのとれた食事をとることができます．家族で食べる場合やアジア料理の場合には，人数分の料理を注文しますが，これをやめることが先決です．（ほかにいい方法がないときには）テーブルに座っている人よりも少ない数の料理を頼み，分けるのがいい方法です．

- 満腹になったときを知りましょう．すべてをきれいに食べる必要はありません．残りは家にもって帰りましょう．残りものを始末するために詰め込むように食べる必要がなくなります．食事を注文する際には家にもって帰るための容器も頼みましょう．食事を分けて，食べ始める前に明日のものとしてとっておきましょう．

- 特に，お気に入りのレストランで食事をした後に血糖コントロールが難しくなる場合，目分量だけでなく次のステップを行ってみましょう．自分の好きな料理をひとつか2つ家にもち帰ってみてください．家で，その重さと大きさをきちんと量ってみましょう．自分の眼で見積もっていた量が正しいか，それより少ないか，多いかということを確かめることができます．これにより次にその料理を注文するときには，血糖コントロールのために正確な量の薬を調節できるでしょう．または，自分に必要な量だけ摂取するといったこともできるでしょう（13章を見ましょう）．

レストランでの昼食

　昼食をレストランでとる場合，炭水化物量の目標範囲をしっかりと覚えておきましょう．45，60，75gとかです．スープとサラダは軽い昼食と考えられています．しかし，どんなサラダをとるか，どんな種類のスープを飲むかによって違ってきます．肉汁かクリームベースか，豆がたっぷりか，パスタが入っているかなどです．それでは「軽い昼食」の例をみてみましょう．

食品	炭水化物(g)
グリーンサラダ3カップ	8
ベーコン，卵，ハム	0
いんげん豆1/3カップ	15
ひよこ豆1/3カップ	15
クルトン1カップ	15
無脂肪サラダドレッシング1/3カップ	15
チキンヌードルスープ1 1/2カップ	30
総炭水化物	98g（6.5カーボ）

　「軽い」昼食といわれていても75g以上のカーボを簡単に摂取することになります．あなたの炭水化物量の目標範囲以内にこの食事をどのように当てはめることができますか？

- クルトンの量を1/2カップ減らすことで炭水化物量を8g抑えることができます．
- サラダドレッシングを大さじ1杯に減らすことで炭水化物量を12g抑えることができます．
- スープを1カップだけにすれば炭水化物量を10g抑えることができます．
- 1人前でいんげん豆とひよこ豆をあわせて1/3カップにすることで炭水化物量を15g抑えることができます．

　これで合計45g節約することができました．料理の質や味を落とすことなく炭水化物量を目標範囲に収めることができるでしょう．

JB の場合

JB は仕事をしている平日の昼食はすべて地元の商店街で食べていました．彼はそこにあるギリシャ料理，中華料理，日本料理，メキシコ料理やイタリア料理などのいろいろなレストランを巡っていました．彼はそれぞれのレストランを特定の日に選び，決まったメニューを注文していました．彼は自分の血糖値が心配になり，食後血糖値がよい状態にコントロールできた食事と食後血糖値が高くなった食事の記録をつけてみました．そこから学んだことを基に決まった炭水化物量の範囲で食事をしようと思いました．栄養士は食事を選択する研究をするように提案しました．これはいつも注文する料理のなかからひとつを家に買って帰り，その料理のカーボ数を量るというものです．彼の炭水化物量の目標範囲は 60〜75 g です．彼がいつも注文するものは以下のとおりです．

中華料理：チャーハンつき野菜炒め．

メキシコ料理：ビーフエンチラーダ（小）2 個．

ギリシャ料理：きゅうりサラダがついたジャイロサンドウィッチ．

日本料理：味噌汁がついたすし．

イタリア料理：サザンアイランドドレッシングと小さいガーデンサラダがついたピザ 2 枚．

JB と栄養士はそれぞれの食事に含まれる正確な炭水化物量を知るため秤や計量カップなどを使って 1 人前の量を計りました．彼はこの食品はすべて炭水化物量は 60〜75 g の範囲にあると思っていました．

中華料理：チャーハンの量を量ったところ，1.5 カップであるべきだったのに正確には 2.5 カップで 105 g の炭水化物を含んでいました．野菜炒めは，ちんげん菜，ブロッコリーといったでんぷんを含んでない食物を使っているので量は 1.5 カップ＝15 g で，合計 120 g です．これは目標範囲の 2 倍の値です．食後 2 時間経って，彼の血糖値は 235 mg/dl まで上昇しました．このことは炭水化物量が多いことと血糖値が希望範囲より高くなったことを示しました．

メキシコ料理：2 個のビーフエンチラーダには目標範囲より少ない 35 g の炭水化物が含まれていました．食後 2 時間の血糖値は 60 mg/dl で，低すぎる状態（低血糖）になっていました．この食事の場合はメキシカンライスが炒め豆 1 人前などを加えて，もっと炭水化物をとる必要があります．

ギリシャ料理：ジャイロサンドウィッチは脂肪の少ないラム肉をピタパンではさんだものです．パンの重さは 2 オンスで 30 g の炭水化物が含まれています．きゅうりのサラダは 1 カップのきゅうりと 1/3 カップのヨーグルトを組み合わせたもので 5 g の炭水化物が含まれています．ラム肉には炭水化物は含まれていませ

ん．目標範囲よりかなり下で血糖値は 65 mg/dl と低血糖状態になってしまいました．この食事をする際は M サイズのくだものひとつと牛乳を 1 カップ摂取することで 30 g の炭水化物量が加わり，合計で 65 g となります．

　日本料理：すしのごはんは炭水化物の源です．JB はすしが好きで，幸いにも目標範囲の 60 g を摂取することができていました．

　イタリア料理：彼は 3 種類のチーズがのったピザを食べていました．それぞれのラージサイズのピザには 37 g の炭水化物が含まれていますが，彼は 2 枚のラージサイズのピザを食べています．この昼食では 74 g の炭水化物量となり，食後 2 時間の血糖値は 185 mg/dl と目標値よりも高い値となりました．これからはスモールサイズのピザに変えることに決めました．栄養士は薄くて硬い皮のピザ，それもレギュラーサイズのチーズにマッシュルーム，こしょうや玉ねぎなどの野菜がのっているものが健康的であることをアドバイスしました．

　血糖値を記録することで，炭水化物量がどのように血糖値に影響を与えているかをみることができ，摂取する量などを調節することができるようになります．メキシコ料理とギリシャ料理のときは炭水化物を含んだ食品を加える必要があり，中華料理やイタリア料理を食べるときは量を調節したりサイズを変えたりする必要があります．この実験で，工夫すればさまざまな料理を食べ続けることができるということがわかり，JB にとってとても役立つものでした．いまでは彼は血糖値を正常なレベルで保つために料理に含まれる炭水化物量について注意を払っています．

　もしいろいろな場所で食事をとったり，それぞれの料理のカーボ量を計算したいと思うならば，この実験はとても有益です．最初は栄養士の助けを得てはじめるのもよいでしょう．しかし，自分自身でやることでレストランのメニューの選択肢が広がることでしょう．

11

Blood Glucose Pattern Management
A KEY TO FINE-TUNING YOUR CONTROL

血糖変動パターンによる調節
～厳格な血糖コントロールのコツ～

　さて，これまでのところで炭水化物（カーボ）とは何か，カーボが血糖値にどのように影響するのか，そして実際に食べる多種類の食物のなかにどれだけのカーボが含まれているかをどのように計算するかについて述べてきました．また，あなたの目標となる血糖値についても述べました（第1章5頁）．次にどれだけカーボを摂取したか，いつ，どんな糖尿病治療薬を使用したか，血糖値はいくつかなど，あなたが毎日記録しているデータに基づいて自分の血糖変動パターンを理解することについてお話ししましょう．

　自分の血糖変動パターンをよくみて過去のデータから学ぶことは，糖尿病を専門とする医療従事者が「血糖変動パターンによる調節」と呼んでいるもので，あなたの血糖コントロールを厳格にするためにとても役立ちます．「血糖変動パターンによる調節」とは毎日の記録を用いて，あなたの食べること，動くこと，すべての行動に対するからだの反応を把握し良好な血糖コントロールのために食事やインスリン，日常の行動を調節することです．

　しかし，「血糖変動パターンによる調節」さえできればすぐに完璧な血糖コントロールを得られるのでしょうか？　残念ながら多くの糖尿病患者にとってそうはなりません．しかし，よいことが2つあります．ひとつ目は血糖変動の起伏を小さくできること，2つ目はこれまでの研究で明らかになっていることですが，血糖値が目標範囲に入っている時間が多くなれば，短期，および長期にわたって，良好なからだの状態が得られるということです．

　言うまでもなく，血糖コントロールというのは挫折の連続です．血糖コントロールが完璧にうまくいった日とまったく同じ行動をしたにもかかわらず血糖コントロールがめちゃくちゃになることもあるのです．あなたはこういった挫折に対して，両手を上げて降参しますか？　ときには降参することもあるでしょう．しかし，カーボカウントと血糖コントロールは技術であり，科学ではないというこ

とを心にとめておいてください．血糖コントロールを常に完璧にすることは不可能なのです．なぜなら，血糖値は単に食品のカーボ量を反映するわけではないからです．食前の血糖値やあなたのおかれているストレス状態，その日だけでなく前日の運動量，日頃のインスリンの効きかたやその日内変動，食事に含まれるたんぱく質や脂肪の割合，食べたスピード，まだまだ血糖値に影響を与える要因はほかにもたくさんあるのです．

　あなたは生きた個体であるということ，席について何かを食べるたびに物理的，化学的，そして精神的な相互関係が新たに生み出されるのだということを覚えておいてください．血糖値に影響する多くの要因を扱うことができるようになる唯一の方法は，あなた自身の経験をデータベース化することです．つまり，あなたの個人的なさまざまな経験から学ぶために記録をつけるということなのです．異なる食品，異なる状況に対してどのように行動したか，どのようにからだが反応したかを記録しましょう．これらの記録（あるいはフィードバック）により，からだがどのように反応するのかを知ることができ，日々経験するさまざまな状況に対処できるようになります．

食物に対する例をいくつか挙げてみましょう

　好きなデザートがチーズケーキだとしましょう．年に数回お気に入りのレストランでチーズケーキを一切れ食べたとしましょう．一切れを食べた後に，チーズケーキによって血糖値がどう変化したかを知るために，1～2時間後の血糖値を測り，4～5時間後にもう一度血糖値を測定してみましょう．チーズケーキによって血糖値がどう変化したでしょうか？

　あなたはチーズケーキ（と残りの食事）を食べるために必要なインスリン量がすぐにわかりましたか？　次に食べるときは何を変えますか？　さあ，チーズケーキ（と食事）を食べたとき，血糖がいつどのようになったか記録しておきましょう．そうすれば次回，どのように対処すればよいのかわかるでしょう．

　また，遠いところまでハイキングに行くことになったとしましょう．レーズンとピーナッツの混ざったものを軽い昼食と一緒にもって行きます．あなたはいつもより多くのカロリーを燃焼させ，血糖値が下がるので使うインスリンの量を減らします．そうすればどうなるでしょうか？　食品はこれだけで十分でしたか？　それとも，もうひとつサンドイッチが必要でしたか？　インスリンを減らしすぎて，予想以上に血糖が上昇していませんでしたか？

　経験，血糖の反応を記録することから学ぶことが何よりも血糖コントロールの助けになるのです．

何を記録すべきか？

血糖パターンにより血糖調節を行うためには記録をつけることが大切です．以下の情報の詳細な記録が必要です．

- 食品と飲料の内容とそのカーボ量
- 食事と間食を摂取した時刻
- 糖尿病治療薬（経口糖尿病薬またはインスリン）の種類，量，使用時刻
- 血糖測定の時刻と値
- 身体運動の種類と時間
- 仕事日か，通学日か，週末か，あるいはその他の日か
- 病気や肉体的ストレス，精神的ストレス，月経などの変化

残念ながら血糖測定器についてくる小さな血糖記録用紙にはこれらの情報を書き込める余白がありません．それらは主として血糖記録と服薬状況しか記載できません．しかし，わたしたちはそれ以上の血糖値に関する「なぜ？」や「どのように？」が存在することを知っています．記録用紙の見本として，付録3をみてください．これをどのように活用するのかの例はこの章の終わりをみてください．

血糖変動パターンによる血糖調節—3つのステップ

血糖変動パターンによる血糖調節には3つのステップがあります．

ステップ1　パターンを見つける

何が必要か？

- 少なくとも1日2回の血糖測定をした数週間の血糖記録
- 2色のマーカーや蛍光ペン―1本は高血糖（目標より高値）用，もう1本は低血糖（70 mg/dl 未満）用
- 目標血糖値
- 医療従事者と血糖目標値についてよく話をしてください．一般に理想的な血糖コントロール目標値は次のとおりです
  - ・食前：90〜130 mg/dl
  - ・食後（食事開始より1〜2時間後）：180 mg/dl 未満
  - 注意：カーボカウントを使用するとき，食事開始より2時間後の血糖測定をするこ

とが食後の糖尿病薬または行動（あるいは両方）の影響を知る唯一の方法です

ステップ2　パターンを理解する

　もし血糖値の結果の多くが目標血糖値以上であれば，以下のどれか，または複数が原因であるかよく考えてみてください．

- 正しい量のインスリン（あるいは経口薬）を使用しなかった．もっとインスリン量を増やすべきであったのかもしれないし，経口薬をもっと多く服薬すべきであったのかもしれないし，異なる処方が必要であったのかもしれない
- 食事にカーボが多く含まれすぎていた
- 予定していたより運動が少なかった
- 肉体的，精神的ストレス
- 食事のなかにたんぱく質あるいは脂質が多く含まれていた

　もし血糖値の結果の多くが目標血糖値以下であれば，以下のどれか，または複数が原因であるかよく考えてみてください．

- 食事や予定の間食時間が遅れたか，とらなかった
- 食事や間食に含まれるカーボが少なかった
- 糖尿病治療薬が正確に使用されなかったか，量の再調整が必要であるとき

ステップ3　行動を計画し，実行する

　これまでの観察を心にとめておきながら，血糖値が目標範囲に達する回数を増やすように行動を計画しましょう．次に，その行動が実際にできそうな範囲であれば実行しましょう．たとえば，夕食2〜3時間後に血糖値が高くなることが多いとしましょう．そして，その原因はあなたが必要以上に夕食にカーボをとりすぎるために違いないと考えたとします．あなたのとるべき行動は夕食のカーボ量をこれまでより減らし，必要なだけ食べることを実行し，実際に夕食の後に何回か血糖を測定し，カーボ量を減らしたことによって血糖値が目標範囲に収まっているかを確認することです．これがあなたにとって，満足度の高いよい結果をもたらす行動になります．

　糖尿病治療薬についてはこれと少し異なります．量を変更することはよい結果をもたらすことにはなりますが，大半の人にとって，インスリン量を調節することはあまり心地よいことではないことは理解できます．もし，あなたが自分自身でインスリン量を調節しないのであれば，血糖記録を次回の診察時に必ず持参し

てください．もし血糖値が危険なほど高い（250 mg/d*l* 以上）または低い（70 mg/d*l* 未満）状態が続いているのであれば，糖尿病を専門とする医療従事者のところに血糖値測定結果をもっていく機会を次回の予約まで待たずに，すぐに連絡を取ってください．

血糖変動パターン調節に必要なデータ処理の技術はありますか？

　今日，多くの血糖自己測定器がデータ解析システムを備えており，結果を記録できます．結果は血糖測定器の業者が提供，または販売しているソフトウェアを使って，パソコンにダウンロードできるようになっています．血糖測定器の機種には，購入可能であるかどうか，また，情報の利用法などが異なるいくつかの種類があります．使用するインスリンの種類と量を記録できる血糖測定器もあります．ある機種（Free Style Tracker）にはPDA機能が搭載されており，2,500回の血糖測定結果とカーボカウントに基づいた食品情報が蓄積できます．また血糖測定を忘れないようにアラーム機能もついています．あるインスリンポンプの会社では（Animas Corporation；www.animascorp.com）は，「Manager Plus」という解析システムをもっており，Palm Pilotにダウンロードできるようになっています．これには何千種類もの食品のカーボカウント情報が入っており，あなたがインスリン量，行動などを決定するのに役立ちます．このようなシステムは記録をつけ，血糖変動パターン調節を行うのに役立ちます．

　血糖測定器の機能を調べるには，あなたの使っている血糖測定器会社のウェブサイトをみることを勧めます．どんなデータ解析システム，ソフトウェアをもっているのかがわかるでしょう．さらにどんな機種を手に入れたらよいのかを知りたい場合には付録2に挙げたPDA搭載のソフトウェアを使っている機種をチェックしてください．また，アメリカ糖尿病協会（ADA）のDiabetes Forecastに「関連物品ガイド」も載っています．現在，入手可能な血糖測定器の機種，データ処理システムはたいへん種類が多いのです．

実生活におけるトレーニング

　この章の残りの部分では1型糖尿病の人と2型糖尿病の人の記録を例にとって話しましょう．その記録にもこれまでに述べた血糖パターン調節の3つのステップがあります．彼らがどのように記録を分析したのかをみてみましょう．そうすればあなたも血糖変動パターンコントロールを疑似体験できます．この例の血糖，

11 血糖変動パターンによる調節 ●113

行動記録には付録3の記録用紙を用いています．紙面の制約上，何日分ものデータと詳細な記録を示すことはできませんが，数人の4日間の記録を示します．

FW の場合 （食事記録は p. 116～117）

FW は45歳の男性で，身長は5フィート4インチ（約165 cm），体重は225ポンド（約102 kg）です．今回，初めて2型糖尿病と診断され，まだ糖尿病治療薬は服薬していません．空腹時および食前血糖値の目標値は90～130 mg/dl で，食後2時間値の目標は180 mg/dl 未満です．彼はカーボカウントを試してみたいと思っていたので1日に2食は食事記録をつけて，摂取しているカーボ量と血糖値の関係についてみました．しかし，彼は実際に摂取しているカーボ量を知らなかったので目標とするカーボ量がわかりませんでした．

ステップ1 パターンを見つける

FW の記録によると空腹時血糖は240 mg/dl と高値で，朝食にカーボ124 g を摂取し，朝食2時間後の血糖値は308 mg/dl でした．昼食前の血糖値は228 mg/dl でした．昼食にカーボ139 g をとり，昼食2時間後の血糖値は318 mg/dl でした．よって彼の血糖値は食前食後とも目標値より高いことがわかり，口渇や多尿といった高血糖症状がどうしておこるのかが理解できました．

ステップ2 パターンを理解する

彼には自分の血糖変動パターンがわかってきました．起床時は血糖値が高く，朝食，昼食のカーボ量は124，139 g と多く，食後高血糖の原因になることがわかりました．また，食事前後とも血糖を下げるような身体活動をまったくしていませんでした．このことから 彼はある決意をしました．

ステップ3 行動を計画し，実行する

FW は1日のうちで何らかの身体活動，すなわち昼食後の15分の歩行を追加することに決めました．彼は栄養士と食事のときにとるべきカーボ量について話し合いました．これからは毎食当たりのカーボを減らして80～90 g に収めることにしました．それから，3日間（週末1日，平日2日）の食事，血糖記録をつけ，3つのステップを行い，さらに修正を加える必要があるか確認しました．

ロベルタの場合 （食事記録は p. 116～117）

ロベルタはカーボカウントを覚えたところです．目標血糖値に達しているか知るために食事，血糖記録をつけています．彼女は60歳，独居の2型糖尿病です．目標血糖値は早朝空腹時または食前が120 mg/dl，食後2時間の血糖値は190

mg/dl です．彼女は糖尿病治療薬を 2 剤，アマリールとアクトスを内服しています．彼女は食事，血糖記録をつけて，現在どれだけカーボを摂取し，そのカーボ量が血糖値にどのように影響しているか，そして，身体活動と経口薬が彼女の血糖値を効果的に下げているかについてみてみることにしました．

ステップ 1 パターンを見つける

ロベルタは血糖値が目標範囲にあるか，それとも目標に達していないかについて検討してみました．空腹時，朝食後，昼食前，昼食後，夕食前，夕食後のいずれも目標血糖値に達していませんでした．ロベルタは自分の糖尿病支援チームの栄養士（糖尿病療養指導士）と電話で 3 日間の血糖記録について振り返ってみました（a〜c）．すると，食前血糖値が高いこと，必要以上のカーボをとっていたことがわかりました．栄養士はアクトスを 45 mg に増量し，決めたカーボ量を守るのがよいとアドバイスしました．また来週記録をファックスしてもらい，振り返れるように電話する日時を設定しました．ロベルタは記録をファックスし，約束した時刻に電話をしました．アクトス増量とカーボカウントによるカーボ摂取を

ロベルタの血糖測定記録（a〜c）

日時（時間を記入）	午前0時	午前3時	午前6時	朝食前	食後2時間	その他	昼食前	食後2時間	その他	夕食前	食後2時間	その他
血糖値				189	275		170	225		160	218	
カーボ量					88			92			95	

日時（時間を記入）	午前0時	午前3時	午前6時	朝食前	食後2時間	その他	昼食前	食後2時間	その他	夕食前	食後2時間	その他
血糖値				170	200		155	199		168	211	
カーボ量					75			79			84	

日時（時間を記入）	午前0時	午前3時	午前6時	朝食前	食後2時間	その他	昼食前	食後2時間	その他	夕食前	食後2時間	その他
血糖値				183	276		173	252		181	266	
カーボ量					77			81			71	

より意識して行ったことで血糖値がより目標値に近づいたことが自分の記録からわかりました（d）．彼女はとてもやる気になり，翌月まで以上のことと歩行の計画を続けて実行しようと思っています．

ロベルタの血糖測定記録（d）

日時 （時間を記入）	午前0時	午前3時	午前6時	朝食前	食後2時間	その他	昼食前	食後2時間	その他	夕食前	食後2時間	その他
血糖値				135	177		125	168		135	159	
カーボ量					70			77			70	

ステップ2　パターンを理解する

ロベルタはパターンを見つけようとし，朝食にカーボをとりすぎていることがわかりました．カーボが100g以上というのは明らかに多すぎです．夕食前に30分歩行したときの夕食後の血糖値は，歩行をせずに同じ量のカーボをとった昼食後の血糖値より低くなることがわかって喜びましたが，まだ，血糖値が高すぎました．また，彼女は空腹時血糖が174 mg/dlと高値であることに気づきました．

ステップ3　行動を計画し，実行する

ロベルタは朝食を1/2カップのオートミールにし，低脂肪牛乳に変え（カロリーは抑えられますが，炭水化物量は変わりません），バナナ1/2を加えました．これでカーボ量は約75gまで抑えられました．また昼食と夕食にも食べる量を少なくしてカーボ量を65〜75gまでにするようにしました．しかし，これでもまだ十分ではありませんでした．というのも，ロベルタのような小柄な女性にとってはこの量でもまだ少し多いくらいなのです．彼女は数日間食事を変えたことの記録をつけ，血糖値がどのように変わるかみてみました．ロベルタがいま飲んでいる2種類の糖尿病治療薬はどちらも最大用量を使用していませんし，2型糖尿病が発症してからもう8年にもなるので，もしかしたらもっと薬が必要なのかもしれません．彼女は次回，糖尿病療養指導士に記録と観察したことを基にして相談するつもりです．

DTの場合　（食事記録はp. 118〜119）

DTは34歳男性で，1型糖尿病歴14年です．最近，毎食前のリスプロ（超速効型インスリン）と就寝前のグラルギン（持効型インスリン）1日1回を開始しました．現在，彼はカーボカウントを使って，毎食前に同じ量のインスリンリスプロを使用しています．

FW のカーボの計算と血糖値測定記録
月曜日

時間／食事	糖尿病の薬 種類	量	食事 種類	量	カーボ量 (1人前/g)
8：30 A.M./ 朝食	なし		ソーセージ	2	0
			ビスケット	1	34
			バナナ中	1	30
			オレンジジュース	16 oz	60
			（ファーストフード）		計 124
2：00 P.M. 昼食	なし		チーズバーガー	2	68
			フライドポテト	小	33
			チョコレートクッキー	3	38
			（ファーストフード）		計 139

ロベルタのカーボの計算と血糖値測定記録
土曜日

時間／食事	糖尿病の薬 種類	量	食事 種類	量	カーボ量 (1人前/g)
8：00 A.M./ 朝食	Glucovance	500 mg	オートミール	1カップ	68
			全乳	1カップ	12
			バナナ	大1個	25
					計 105
12：30 P.M. 昼食			マカロニ＆チーズ	2カップ	54
			アップルジュース	1カップ	30
					計 84
6：30 P.M. 夕食	Glucovance	500 mg	チキンスープ めん	2カップ	30
			塩ふりクラッカー	12	12
			缶詰めくだもの	1カップ	22
					計 64

11 血糖変動パターンによる調節 ●117

血糖値測定結果（mg/dl）								
空腹時/朝食前	朝食後	昼食前	昼食後	夕食前	夕食後	就寝前	その他
240 (7：35 A.M.)	308 (10：00 A.M.)						
		228 (1：45 P.M.)	318 (3：45 P.M.)				

血糖値測定結果（mg/dl）								
空腹時/朝食前	朝食後	昼食前	昼食後	夕食前	夕食後	就寝前	その他
174 (7：30 A.M.)	208 (10：15 A.M.)						
		196 (12：15 P.M.)	280 (1：45 P.M.)				
				180 (6：15 P.M.)	216 (7：50 P.M.)		夕食前に30分歩いた

DT のカーボの計算と血糖値測定記録
月曜日

時間／食事	糖尿病の薬 種類	量	食事 種類	量	カーボ量 （1人前/g）
8：30 A.M./ 朝食	リスプロ	5 単位	スキムミルク レーズントースト マーガリン	1 カップ 2 1	12 26 0 計 38
2：00 P.M. 昼食	リスプロ	5 単位	ツナサンドイッチ パン マヨネーズ りんご大	3 オンス 2 枚 1 Tbsp 1	0 30 0 30 計 60
5：30 P.M. 夕食	リスプロ	5 単位	ベークドポテト とりむね肉 ロールパン バナナ中	6 オンス 4 オンス 2 1	30 0 30 30 計 90
9：30 P.M.	グラルギン	20 単位			

血糖値測定結果（mg/dl）							
空腹時/朝食前	朝食後	昼食前	昼食後	夕食前	夕食後	就寝前	その他
空腹時 140 朝食前 8：15 A.M.	90/ 9：45 A.M.						朝食後にエアロビクスを1時間した
		75/ 1：55 P.M.	120/ 4：00 P.M.				
				100/ 5：15 P.M.	180/ 7：40 P.M.		

ステップ1　パターンを見つける

　DTはいつの血糖値が目標範囲内にあり，いつの血糖値が目標値をはずれてしまうのかをチェックします．彼は2色のマーカーで血糖値を色分けします（前述した必要物品リストを思い出してください）．彼の記録から空腹時血糖は140 mg/dlであることがわかりました．1時間のエアロバイクをするとき（週4～5回，朝食前）には，空腹時血糖は70 mg/dlまで低下します．これは運動による直接の血糖降下作用を示しています．彼は朝食前5単位のリスプロを使用しています．彼の朝食のカーボ量は38 gでした．2時間後の血糖値は90 mg/dlでした．

　彼は午後2時にいつもより遅い昼食をとる予定でしたので，そんなに長く待つことで低血糖にならないかと心配でした．そこで彼はカーボ28 gが入ったチョコレートキャンディーバーを食べました．彼は昼食前に血糖を測定したところ，75 mg/dlでした．彼はリスプロを5単位使用して，60 gのカーボをとりました．2時間後の血糖値は120 mg/dlでした．夕食前の血糖値は100 mg/dlで，90 gのカーボを夕食でとりました．血糖値は夕食2時間後で180 mg/dlでした．そして，就寝前にグラルギン20単位を使用しました．

ステップ2　パターンを理解する

　彼の血糖値に何かパターンはあるでしょうか？　彼はパターンを見つけるために3～7日間の記録をつけなければなりませんでした．実際に，記録をつけて血糖をよくみてみると，運動すると血糖値が下がること，食事が遅くなることが低血糖をおこす可能性を増やすこと，また，昼食に摂取する60 gのカーボ量にはリスプロ5単位が必要十分であることがわかりました．

ステップ3　行動を計画し，実行する

　インスリン－カーボ比（インスリン：カーボ）を知るために，カーボ60 gをリスプロ5単位で割りました．答えは12です．これは彼がカーボ12 g当たりリスプロ1単位を使用すればよいということになります．これをインスリン－カーボ比（インスリン：カーボ）と呼びます．彼は毎食ごとにこの比のとおりのインスリン投与を試み，食事前後の血糖値の記録をつけ，この比が有効であるかもう少しデータを集めようとしました．1時間のエアロバイクをする日は朝食のインスリンの効きがよくなるのでインスリン－カーボ比を変える必要がありました．糖尿病療養指導士は彼にカーボ15 g当たりリスプロ1単位にすればよいだろうと提案しました．

　DTは次第にインスリンポンプについて聞いたり情報を読んだりすることが多くなりました．彼はいろいろなインスリンポンプについて学んだり，実際に使っている人たちと話してみるために地域のインスリンポンプの支援グループの集まりに参加してみようと決心しました．彼はインスリンポンプこそが自由度の高い

生活をするために必要なものであると考えるようになりました．

ラリーの場合　（食事記録はp.122〜123）

　ラリーは35歳で，1型糖尿病の建設作業員です．彼は月曜日から金曜日まで仕事をします．彼は1日5回インスリン注射を行い，そのうち2回はランタスです（1回は朝，もう1回は就寝前）．それから，毎食前に血糖値とこれからとる食事のカーボ量に応じてアスパルト（超速効型インスリン）を使用しています．彼はときにはカーボカウント応用編に基づいてインスリンを使用しています．彼の目標血糖値は食前110 mg/dlで食後は180 mg/dlです．彼は毎食70〜90 gのカーボをとります．彼は日によって，また平日と週末では活動量がまちまちであるため糖尿病をコントロールするにはもっと柔軟性が必要であると感じていました．そんなとき，ちょうど彼は地域のインスリンポンプ支援グループの集まりに参加してインスリンポンプをつけている何人かの人たちと話をしました．彼らは皆，インスリンポンプに換えるように彼に勧めました．彼らは皆インスリンポンプに換えることによって生活の自由度がまったく異なること，そしてよりよいコントロールが得られることを話しました．ラリーは主治医にインスリンポンプを使用したいという希望を伝えました．主治医はそのためにはいくつかの異なる方法によって血糖値記録をつける必要があると言いました．

ステップ1　パターンを見つける

　彼はいつの血糖値が目標範囲から外れるのかを知る必要があります．昼食前に血糖値は78 mg/dlと低値でした．昼食2時間後の血糖値も目標の180 mg/dlより低値でした．彼の夕食前の血糖値は150 mg/dlであり，就寝前補食前の血糖値は200 mg/dlでした．そして就寝前は250 mg/dlでした．

ステップ2　パターンを理解する

　彼は血糖高値や低値の原因を見つけようとしました．記録によると昼食時間は午後1時30分で，朝食は午前8時で，食事間隔が長いのです．朝食のカーボ量は69 gと低めですが目標値である70〜90 gには近いものでした．また，仕事では身体活動量がいつもより多かったのです．彼は十分なカーボ量をとったにもかかわらず食事時間が遅くなり，また身体活動量も多かったのです．このように複数の要因が考えられ，これらすべてが，出発点である起床時血糖値120 mg/dlは目標値に近かったにもかかわらず，昼食前78 mg/dlという血糖低値に影響したのです．彼は肉体労働を継続したので昼食2時間後の血糖が80 mg/dlと食後2時間値の目標値である180 mg/dlより低値でした．これは仕事の身体活動量が多かったためでしょう．彼は朝食と昼食にもっとカーボをとる必要があったのです．そ

ラリーのカーボの計算と血糖値測定記録
月曜日

時間／食事	糖尿病の薬 種類	単位	食事 種類	量	カーボ量（1皿分/g）
7：00 A.M.	ランタス	16単位			
8：00 P.M.	ヒューマログ	5単位	エッグマックマフィン	2	54
			オレンジジュース	1カップ	30
					計84
1：30 P.M.	ヒューマログ	5単位	チーズバーガー	1	28
			フライ	中	43
			ダイエットソーダ	12オンス	0
					計71
4：00 P.M.	ヒューマログ	4単位	チョコチップクッキー	大	50 （ラベル表示より）
6：30 P.M.	ヒューマログ	8単位	ステーキ	8オンス	0
			ベークドポテト	6オンス	30
			コーン	1カップ	30
			ロールパン	2	30
					計90
9：30 P.M.			アイスクリーム	1カップ	30

11　血糖変動パターンによる調節　●123

血糖値測定結果(mg/dl)							
空腹時/朝食前	朝食後	昼食前	昼食後	夕食前	夕食後	就寝前	その他
120 (7：50 A.M.)							出勤 肉体労働
		78 (1：25 P.M.)					
			80 (3：30 P.M.)				
							建設作業
				150 (6：20 P.M.)			テレビを 見た
					200 (8：30 P.M.)	250 (11：00 P.M.)	テレビを 見た

の日1日の日内変動のパターンは目標血糖値にくらべて1日中低値が続きました．しかし，おそらく午後に食べたクッキー，夕食と就寝前にとったアイスクリームによって夕方からの血糖は目標値より高値となったのです．

ステップ3　行動を計画し，実行する

ラリーは主治医にインスリンポンプに変更したいという強い希望について話し合いました．ラリーはインスリンポンプメーカー各社からそれぞれの製品説明を受けるように言われ，説明を受けました．また，彼は主治医にどの機種を勧めますかと尋ねました．ラリーは外観と業者の人と会って話した印象からある機種を選びました．主治医は必要事項記入用紙に治療方針を記入しました．ラリーはインスリンポンプ購入を許可されました．業者は数週間以内にポンプが届くこと，じきにインスリンポンプトレーナーの人が彼のところに会いに来て話をすることになると伝えました．彼にはもっと「カーボカウント応用編」に対する，そして，インスリンポンプに対するあらゆる訓練が必要となったのです．

ラリーのインスリンポンプの記録

ラリーはランタスと食前のアスパルトインスリン5回打ちからインスリンポンプに変更することができました．以下は彼がインスリンポンプをつけて約2カ月後の4日間の記録です．彼はやっと平日と休日の基礎分泌変動（ベーサル）を見つけることができました．そして，血糖コントロールが改善してきているのを実感しています．しかし，彼はインスリンポンプを正しく使うためにもっと努力が必要であると感じています．

日時 (時間を記入)	午前0時	午前3時	午前6時	朝食前	食後2時間	その他	昼食前	食後2時間	その他	夕食前	食後2時間	眠前
血糖値	160	115	122	128	160		90	178		130	175	158
カーボ量				70			60			80		
カーボを補正するための速効型インスリン				4.6			4			53		
高血糖を補正するための速効型インスリン				.2						.3		.5

11 血糖変動パターンによる調節 ●125

日時 （時間を記入）	午前0時	午前3時	午前6時	朝食前	食後2時間	その他	昼食前	食後2時間	その他	夕食前	食後2時間	眠前
血糖値	150	125	120	124	111		80	168		112	170	130
カーボ量				80			75			87		—
カーボを補正するための速効型インスリン				5.3			5			5.8		—
高血糖を補正するための速効型インスリン				—			−1			−.1		

日時 （時間を記入）	午前0時	午前3時	午前6時	朝食前	食後2時間	その他	昼食前	食後2時間	その他	夕食前	食後2時間	眠前
血糖値	140	118	114	120	130		111	160		120	178	200
カーボ量				90			75			100		
カーボを補正するための速効型インスリン				6			5			6.6		2
高血糖を補正するための速効型インスリン				—			−.2			—		2

日時 （時間を記入）	午前0時	午前3時	午前6時	朝食前	食後2時間	その他	昼食前	食後2時間	その他	夕食前	食後2時間	眠前
血糖値	175	150	140	138	185		103			122	170	115
カーボ量				92			100			90		35
カーボを補正するための速効型インスリン				6.1			6.6			6		2.1
高血糖を補正するための速効型インスリン				.1			−.1					.4

多くチェックするのではなく，賢くチェックしましょう

ここまででいくつかの血糖，行動記録の例を見返してみながら，記録をつけ，

パターンを知ることで，血糖調節することの価値を理解されたと思います．どのくらいの頻度で血糖を測定するかは服薬パターンや食事パターンを変更する必要があるか，また血糖値によってインスリン量を変更する必要があるか，また希望するかどうかによって異なります．1種類の経口薬のみを使用している2型糖尿病の人では週に数回，1日2～3回血糖測定すればよいでしょうし，インスリンポンプを使用している1型糖尿病の人の場合は毎日6回測定します．どんなに頻回に測定しても，たくさんチェックするよりも賢くチェックするのだということを覚えておいてください．賢くチェックするという意味は，それをどう役に立てるかを戦略的に考えるということなのです．なぜ，何を知るために血糖を測定するのか，そして得られた数値からどんな情報が得られるのかをいつも考えておいてください．血糖測定と行動記録は時間と労力を費やしますが，日々のそして長期にわたる健康維持のために計り知れない投資となるのです．

糖尿病治療薬の調整

　糖尿病治療薬の調整について読むと，それが自分自身に適応するのかどうか知りたくなるでしょう．それはすばらしい質問です．答えはいくつかの事柄によります．たとえば

- どんな糖尿病薬を使用しているのか，またそれは調整可能なものであるのか．
- 糖尿病薬を調整することに対して，あなた自身とあなたの糖尿病療養指導士がどのくらい抵抗を感じているか．
- 血糖測定や血糖変動パターンを知るためにどれほど時間と意欲をもって行うことができるか．

　一般にSU薬，メトホルミン，チアゾリジンなど—今日最も広く使用されている薬物—のうち1種を内服している場合は1日のうちで，あるいは日によって変更することはありません．しかし，1型糖尿病の場合はデータを集めて糖尿病療養指導士と情報を共有しながら，血糖変動パターンによる血糖調節がうまくいっているか，また，うまくいっていないのならば，どのように変更したらよいかを決めていくことが必要です．

　一般に，1型糖尿病，2型糖尿病で少なくとも1日4回インスリンを使用している人，インスリンポンプを使用している人は食事内容によってインスリンを調整することができます．また，最も頻繁に調整するインスリンは超速効型インスリンです．

12 ● Ready, Willing, and Able to Progress?

心の準備，希望，そして前進できるか？

自分で評価するときです

　いま，自分がカーボカウント基礎編からカーボカウント応用編へと進む必要があるかどうか決めるときがきました．カーボカウント応用編に進める必要があるかどうかは糖尿病治療薬やどのくらい血糖値を徹底的に管理する必要があるか，または管理したいか，ライフスタイルに柔軟性をもたせたいかなどによります．

　もしあなたが2型糖尿病で，決まった1～2種類の経口薬を使って血糖値が安定しているなら，カーボカウント基礎編をそのまま続けてもよいでしょう．引き続き血糖値をチェックし，血糖パターンはみておいてください．血糖値が上昇してきたら，医療従事者と相談してください．2型糖尿病は長い年月をかけて徐々に進行することが知られています．これは年が経るにつれて膵臓からインスリンを分泌する能力が失われていくことを意味しています．2型糖尿病のほぼ50～60％の人は血糖をコントロールするためにインスリンを注射またはインスリンポンプで補う必要があります．

　あなたが15年以上2型糖尿病なら，医療従事者は1日数回のインスリン注射が必要であることを伝えるかもしれません．もしくは1型糖尿病ならば，1日に4～5回（持効型インスリンと食前の速効型インスリンの組み合わせ）のインスリン注射やインスリンポンプの使用に換えているかもしれません．このような状況で，カーボカウント応用編を使うなら，柔軟性の高い生活やよりよい血糖コントロールが得られるでしょう．しかし，まずはカーボカウント応用編を行う心の準備ができているか，希望があるか，前進することができるのかを決めるためにセルフアセスメントをしてみましょう．以下に示した項目が当てはまるかどうかを確かめてみてください．

1．カーボカウント基礎編を使っても血糖値の目標を達成することができない．
　　　　　□ はい　　　　□ いいえ

2．あなたのライフスタイルや食習慣は現在行っている糖尿病治療計画の食事の時間や量に合っていない．自分の糖尿病治療計画にもっと柔軟性が必要であると感じている．
　　　　　□ はい　　　　□ いいえ

3．1日に4〜5回のインスリン注射やインスリンポンプの利点を理解している．また，糖尿病治療計画に柔軟性をもたせたりよりよい血糖コントロールのためなら多少の作業も進んでやる気持ちをもっている．
　　　　　□ はい　　　　□ いいえ

4．1日に数回，カーボカウント応用編に基づいて使用するインスリンの量を調節するために計算することをいとわない．
　　　　　□ はい　　　　□ いいえ

5．これから食べるであろうカーボ量と現在の血糖値に基づいて食前のインスリン量を決定するために，1日少なくとも4回の血糖チェックをいとわずに進んでできる．
　　　　　□ はい　　　　□ いいえ

6．血糖値の結果を分析したり，血糖パターンを振り返ったり，時間をかけて糖尿病治療計画を練り直す時間をつくることをいとわない．
　　　　　□ はい　　　　□ いいえ

7．厳格な糖尿病管理計画へ移行するのに協力してくれる医療従事者をもっていて，カーボカウント応用編を行うための技術を身につける手助けをしてくれる．
　　　　　□ はい　　　　□ いいえ

　もし，この問いに対する答えがすべて「はい」なら，カーボカウント応用編を行う準備ができています．

ボブの場合

　ボブは約17年の病歴をもつ2型糖尿病です．彼は67歳で，エンジニアの仕事をしていましたが，2年前に退職しました．糖尿病になってから最初の10年くらいは経口薬を服薬する以外は，何も注意を払っていませんでした．血糖値が高すぎると思われるときだけ，血糖を測定しているだけで，規則的にチェックしていませんでした．何を食べるかとか，いつ食べるかなどといったことにはまったく注意を払っていませんでした．

　不幸にも，ボブは最近になり片方の眼に斑点が見え始め，糖尿病網膜症と診断されました．ボブはその進行を遅らせるためにレーザー手術を受けました．もし，視力やほかのからだの健康を保ちたいなら，もっと自分の糖尿病に注意を払わなければならないことを痛感させられました．彼は血糖測定の回数を増やし，自分の血糖値が 200 mg/dl を超えることが多く，はるかに高いことがわかりました．最近になって担当医は，血糖コントロールのためにインスリンを使うことをボブに提案しました．できるだけ先延ばしにしてきましたが，ボブはこの日がやってくるのがわかっていました．担当医は就寝時に持効型インスリンであるランタスを処方しました．また，カーボカウント応用編を学ばせるために栄養士を紹介しました．担当医は食べたカーボ量と血糖値に合わせた速効型インスリンを加える必要があると言いました．これこそボブが本当にカーボカウント応用編を学ばなければならない理由なのです．

　まず，自分の糖尿病をどんなふうに治療したいかを栄養士と話しました．栄養士は食事の前にどのくらいインスリンを使うかを計算して決めるように言いました．ボブは，いまは時間がありますが，エンジニアである長年，計算をしてきちんと血糖値をコントロールしたいと思っていました．栄養士はボブにカーボの基礎から教え，食事ごとにどのくらいカーボが必要かということと，食前に使うインスリンの量をボブ自身に計算させ，決めてもらいました．彼女は食事のとき速効型インスリンをどのくらい使うかを決める場合，2つのポイント－食前の血糖値と何を食べるか－があることを説明しました．栄養士は何度か訪ねてきて，理解を深め，血糖を調節するよう促しました．ボブもカーボが含まれる食品についての理解を深めて，栄養士のオフィスを出ました．彼は朝食，昼食，夕食に必要なカーボ量やカーボ数についての基本的な計画を教わりました．くわえて，ボブはカーボ 15 g に対して速効型インスリン 1 単位を使用するというインスリン－カーボ比（インスリン：カーボ）からはじめることになりました．成功する鍵は，しばらくのあいだ食品の重さや大きさを量り，食事の前後で血糖をチェックしてみることです．血糖測定は彼のインスリン－カーボ比をうまく機能させる唯一の

方法なのです．ボブは2週間後に栄養士との予約をとりました．栄養士は食品と血糖の記録を持参するように言いました．自宅でよく食べる食品ラベルと外食するときによく食べる食品のリストももってくるように頼みました．そうすることが，カーボカウントへの理解を深めることになるからでした．

Advanced Carb Counting
ALL THE INS AND OUT

カーボカウント応用編
～すべての特徴～

　12章の「セルフアセスメント」の結果，カーボカウント応用編へ進む必要があると思ってください．経口薬と夜間インスリン注射から頻回注射，または頻回注射からインスリンポンプへ移行したり，血糖の大きな変動に対して，血糖値を管理するためにもっと気の利いた，柔軟なアプローチを探すなどといった場合，血糖と糖尿病のよいコントロールをカーボカウント応用編で得ることができます．強化インスリン療法としてカーボカウント応用編を用いた頻回注射またはインスリンポンプを含む糖尿病管理計画について糖尿病を専門とする多くの医療従事者の説明が理解できることでしょう．

　この章は，カーボカウント応用編のオリエンテーションです．ここでは，超速効型インスリン量を計算するために使う，いくつかの因子の計算法について学びます．自分の因子がどのくらいかを計算して，時間をかけてその因子を調整していきましょう．たくさん学ぶことがありますが，ワンステップずつ進むことが大切なのです．また，この章を通して，多くの疑問ももたれることでしょう．
　そこで，次の14章では，カーボカウント応用編について，よくある質問に対する答えを示しています．
　次のステップに進む際，カーボカウント応用編やインスリンの調整を自分ひとりでするのではないということを認識しておいてください．なぜなら，からだはとても複雑ですが糖尿病の人はさらに特別なのです．あなたを知る，糖尿病を専門とする医療従事者を見つけて，厳格な糖尿病管理を実践することをお勧めします．あなたがステップアップして，因子を決めるのを手助けしてくれる医療従事者を見つけましょう．あなたの糖尿病やライフスタイルの変化に合わせて上手に調節してくれます．

なぜ，ジェットコースターのような変動が起きるのか？

　大きな血糖変動を経験するひとつの理由は，すでにおこってしまった高血糖の悪循環によるものかもしれません．これが後ろ向き管理です．過剰なカーボ量，不十分なインスリン量など高血糖の原因となる過去の状況を，次の数時間にわたって効果の出るインスリンで下げようとするでしょう．このような方法はジェットコースターに乗ったままでいるようなものです．いまのような方法を変えて，「前向き管理」をすることを学ばないかぎり，ジェットコースターからは降りることができないのです．この章で前向き管理を学びましょう．ジェットコースターから降りて，普通の乗りものに乗り込むために，ほかの因子と同様に，カーボ量に合わせたインスリン量を打つことを学びましょう．

　次のような批判的な概念をみてみましょう．食事のときに1日数回，超速効型インスリンを打つ人の多くが，医療従事者によって，食事のときに打つインスリン量を決める式を使ってインスリンを打っています．たとえば，血糖値が150〜200 mg/dl のあいだならば，5単位のインスリンを打つように言われたかもしれません．200〜250 mg/dl のあいだならば7単位のインスリンというようにです．この方法には，3つの基本的な欠陥があります．

1. 高血糖（ときに数時間続いている）に対して，次の3〜5時間にわたって作用する速効型インスリンで対処します．これだけではうまくいかないでしょう．
2. この方法は，単にここ数時間の血糖値の結果に注目しただけで，これからどのくらいのカーボ量を摂取するかという要因を入れていません．カーボの摂取量は，血糖値が次の数時間のあいだにどれくらい上昇するかを予測する最大の因子ですので，これではまったく意味をなしません．
3. 多くの人々は（必ずしもすべての人ではありませんが）血糖値を50 mg/dl 減少させるのにおよそ1単位のインスリンが必要になります．それゆえ，50の開きは，1または2単位のインスリン量の違いでおこるのです．厳格な糖尿病管理をしている人には大きすぎます．

　上記の理由のために，血糖値の「前向き管理」をすることを勧めます．前をみること，それをこの章で学びます．食事のときの血糖値と食事で摂取するカーボ量の両方の因子について学びましょう．数時間にわたって血糖値に影響を及ぼすような，身体活動レベルのようなほかの因子についても考慮に入れておくことは

とてもよいことです．たとえば，いつもより長く歩こうとしているのか，いつもより非活動的に過ごそうとしているのか，もしくはそうでないかなどがそれに当てはまります．より前向き（未来志向型）にすることで，インスリンの必要量を見積ることができ，糖尿病のコントロールはよりよいものとなるでしょう．

新しい用語

カーボカウント応用編を実行するために，新しい用語をマスターしておく必要があります．まずは，これらの定義についてです．

基礎インスリン

食べものを食べたかどうかにかかわらず，糖尿病でない人の膵臓は1時間当たり，約1単位のインスリンを分泌しています．からだがきちんと機能して，細胞にブドウ糖を供給するために必要なインスリン量なのです．インスリンを打っているならば，食事を食べる食べないにかかわらず，血糖コントロールをするために必要なインスリンです．バックグラウンドインスリンというほかの用語として，聞いたことがあるかもしれません．

ここ数年のあいだに，基礎インスリンとしてよく使われてきたインスリンが変わってきました．2001年までは，NPH，レンテとウルトラレンテが，基礎インスリンとして利用できる唯一，長時間作用するインスリンでした．2001年現在，アメリカではグラルギン，製品名はランタスが承認されています．長時間に作用するもうひとつのインスリン デテミルは，まもなく承認されます（注．2007年より製品名レベミルが日本で発売）．現在，中間型インスリン（NPHまたはレンテ）または長時間作用するインスリン（ウルトラレンテ）を使用しているならば，さ

表 13-1　インスリンの効果

インスリン	開始	ピーク	持続時間
超速効型			
リスプロ（ヒューマログ）	<15分	0.5〜1.5時間	2〜4時間
アスパルト（ノボラピッド）	<15分	0.5〜1.0時間	1〜3時間
速効型			
レギュラー	0.5〜1時間	2〜3時間	3〜6時間
中間型			
NPH	2〜4時間	4〜10時間	10〜16時間
レンテ	3〜4時間	4〜12時間	12〜18時間
持効型			
ウルトラレンテ	6〜10時間	10〜16時間	18〜20時間
グラルギン（ランタス）	2〜4時間	ピークなし	24時間

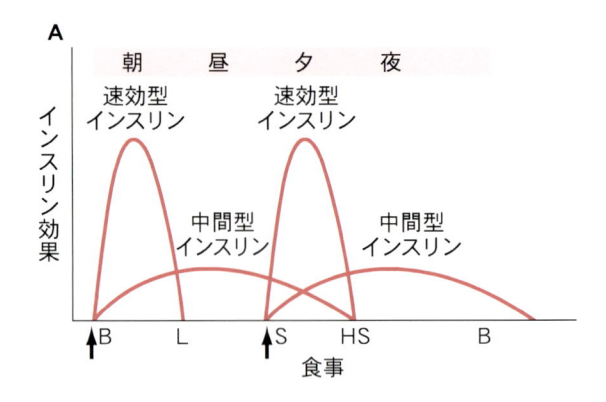

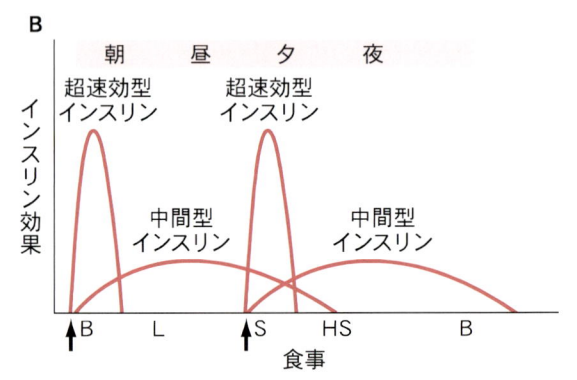

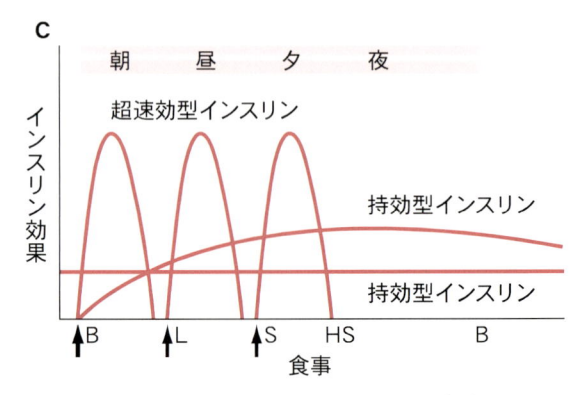

図 13-1 (A)速効型インスリンと中間型インスリン．(B)超速効型インスリンと中間型インスリン．(C)超速効型インスリン（食事ごと）と持効型インスリン
(B＝朝食，L＝昼食，S＝夕食，HS＝夜食，B＝就寝時刻)

らに長時間作用するインスリンへの変更について，糖尿病を専門とする医療従事者と話し合いたいと思うでしょう．

　インスリンの作用時間は**表 13-1** を，インスリンの作用曲線は**図 13-1** をみてください．

インスリンポンプを使用している人は基礎インスリンの注入量を設定しています．インスリンポンプで使用するインスリンはすべて，長時間にわたって少量を持続的に投与するために1種類の超速効型インスリンが用いられています．
　長時間作用するインスリンから必要とする基礎インスリン量を設定することは，容易なことではありません．日中と夜間におこりうる血糖値が上下することがひとつの理由です．たとえば，ホルモンの上昇のために起床前に血糖が上がる人もいます．これは，暁現象と呼ばれていて，目標血糖値にするためにより多くのインスリンを必要とするかもしれません．夜の早い時間帯に血糖が下がる人もいます．このような人はその時間帯にインスリンの必要量は少なくてすむわけです．
　つまり，バックグラウンドインスリンを細かく調整するときには，考えておかなければならないことが多くあるのです．これがインスリンポンプを選ぶ理由にもなります．ほとんどのインスリンポンプは，24時間のあいだで，異なる基礎インスリンの注入量を設定できるようになっています．また，曜日によっても異なる基礎インスリンの注入量を設定することができます．平日と週末の基礎注入量，走る日と走らない日の基礎注入量といったように．これはインスリンポンプの大きな利点です．
　通常，24時間の総インスリン量の約50％が基礎インスリンになります．しかし，あなたの場合は，45％くらい（またはもっと少ない）かもしれないし，60％くらい必要（またはもっと多い）かもしれないのです．

ボーラスインスリン
　糖尿病でない人が食事をしたとき，からだは140 mg/dl 以下ぐらいで血糖値を保つために，必要とするインスリン量を自動的に血中に送り込みます．ボーラスインスリンとは，食事量（特にカーボ量）をカバーするのに必要な超速効型，または速効型インスリンのことです．
　このインスリンは，食事を始めてから3〜4時間のうちに，血糖値を食前の目標レベルに戻すためのインスリンです．ボーラスインスリンは，1日の総インスリン量の40％くらい（またはもっと少ない），または55％くらい（またはもっと多い）の割合です．ボーラスインスリン量を計算するために，インスリン炭水化物比というものを使います．

インスリン：炭水化物の比（ICR）
　インスリン：炭水化物の比（ICR）は，食事を始めてから3〜4時間のうちに，血糖値を食前の目標レベルに戻すために，摂取したカーボ量をカバーするのに必

要なボーラスインスリンの量を示しています．次項で，ICRを計算する方法について解説します．1：15のICRで始める医療従事者もいるでしょう．これは，摂取するカーボ量15gに対して1単位の超速効型インスリンを打つことを意味しています．たとえば，食事中のカーボ量が72gとします．それをカバーするためにどのくらいのインスリン量を打つ必要があるかを知るためには，食事中のカーボ量を1単位のインスリンでカバーされるカーボ量で割ればよいのです．

72g÷15＝4.8　またはインスリンポンプでない場合は切り上げて5

これは，この食事中のカーボ量をカバーするためには，5単位の超速効型インスリンを打つ必要があることを意味しています．インスリン炭水化物比を用いて，あなたのボーラスインスリン投与量を計算すると，あなたがいつ，何を，どのくらい食べても，より柔軟に対応できます．

インスリン感受性の強い人は，より高いインスリン炭水化物比（たとえば1：20）であるかもしれません．これは少量のインスリンで血糖値が速やかに下がることを意味しています．一方，インスリン感受性の悪い人は，たとえば1：10といったように，インスリン炭水化物比を低くする必要があるかもしれません．これは血糖値を下げるためにはより多くのインスリン量が必要であることを意味しています．

もっと面白いこととして，1日のなかでも時間帯によって異なるインスリン炭水化物比を使用する必要があることを知るかもしれません．たとえば，3食とも同じカーボ量を食べる人で，昼食や夕食のときよりも朝食のときに多くのインスリン量を必要とする人がいます．それは，朝起きるときのホルモンの影響のためにインスリンの抵抗性が強くなり，多くのインスリン量が必要となるのかもしれません．

食後血糖値（PPG）

食後血糖値とは，食事後の血糖値のことです．それは，食事開始後2時間として公式にアメリカ糖尿病協会（ADA）によって定義されています．カーボカウント応用編を用いるときには，PPGを測定することが重要です．それは，ボーラスインスリンの量やインスリン炭水化物比がどのくらい機能しているかがわかる唯一の方法です．ADAは，PPGの目標を180mg/dl以下としています．

頻回注射

インスリンを打っていて，厳密に血糖値をコントロールしたい人は，頻回にインスリン注射をします．それは，持効型溶解インスリン（ランタス）を1～2回打

ち，食前に3回の計4〜5回注射することを意味します（ノボノルディスクファーマ社からもうひとつの持効型溶解インスリン（デテミル）が，もうすぐ加わります（注．2007年より製品名レベミルが日本で発売）．しかし，投与する量は異なるでしょう）．

インスリンポンプ

現在，利用できるインスリンポンプのタイプは，「オープンループポンプ」と呼ばれています．インスリンポンプは，ポケットベルサイズの小さい装置です．とても薄いプラスチックの管が，ポンプのシリンジと腹部の皮膚の下または不愉快ではないほかの場所に挿入された非常に細い管をつないでいます．ポンプは，2〜3日間の十分なインスリン量を保つことができます．ポンプトレーナーと糖尿病療養指導士からの助けを得て，基礎（ベーサル）およびボーラスインスリンについてプログラムを行います．基礎インスリンは，24時間にわたって少量が持続的に供給されます．24時間のあいだで，基礎インスリン量をいろいろな方法で調整することができます．食前の血糖値を確認して，どのくらいボーラスインスリンを打つべきかを決めることができます．それから，どのくらいのカーボ量を食べるかを決めます．インスリンポンプは，正常な膵臓のようにインスリンを供給してくれるわけです．近い将来，「閉鎖型ループポンプ」が，あなたの血糖をシステムの一部であるセンサーを用いて自動的にチェックしてくれることができるようになるかもしれません．この血糖値の結果から，ポンプが自動的にあなたに必要なインスリン量を供給してくれるようになるかもしれません．

インスリン炭水化物比の決めかた

あなたはカーボカウント応用編について自信をもっていると思いますので，あなたのインスリン炭水化物比を求めてみましょう．いつも控えめにしておくことが大切です．低血糖の頻度を増やしたくないので，インスリンをあまり多く打ちたくないはずです．糖尿病療養指導士のアドバイスを受けて，あなたのインスリン炭水化物比を上手に使っていきましょう．

あなたの食事日記と血糖記録を用います

この本を通して用いた食事と血糖記録（付録3），またはあなたがつくったもののどちらでも使うことができます．少なくとも数日間の記録が必要です．1週間の記録があればもっとよいです．摂取するカーボ量，食前に打つ超速効型や速効型インスリン量，血糖値の結果を確認してください．血糖値があまりに高いか，

もしくは低いときはいつでも記録してください．食前および食後2時間の両方で血糖測定を行うことは役に立ちます．これらすべての情報が，より正確なインスリン炭水化物比を求めるのに役立ちます．毎日の記録をまとめるあいだは，可能なかぎりカーボ量や身体活動量を一定にしておくことはとてもよい方法です．

次に，自分の記録をみて研究してみましょう．11章で学んだ方法を使用して，ICRを算出してみましょう．あなたが摂取した食事またはスナックの総カーボ量を，目標血糖値に到達するために打った超速効型または速効型インスリンの単位数で割ってください．1日のうちでもインスリン炭水化物比が異なることがわかるでしょう．また，特定の食品または食事（たとえばピザのような高たんぱく質で高脂肪食），または長時間におよぶ食事（たとえば立食形式の晩餐会）に対しては，異なる量のインスリンが必要であることがわかるでしょう．

まずは朝食をみてみましょう．日頃あなたは，カーボ約60gをとり，約4単位の超速効型インスリンを打ちます．このインスリン量は，3.5時間以内に食前目標血糖値に戻すために必要な量です．朝食のICRを見つけるために，カーボ60gを4単位のインスリンで割ります．そうすると，答えは15，すなわち，1：15のインスリン炭水化物比となります．カーボ15gごとにインスリンが1単位必要となるわけです．

血糖値が食事前後で，目標範囲にあれば，この方法は使うことができます．もし，打ったインスリン量で，血糖値が目標に達しなければ，この方法は役に立っていないことになるでしょう．この場合は，次の方法を試してみるほうがよいでしょう．

「500ルール」

この章では，2つのルールについて紹介しますが，どちらの方法も自分のものにするように学習してください．このルールは，臨床的な経験や徹底した糖尿病管理を行っている多くの糖尿病に関する研究結果に基づいています．いまでは，これらのルールは，糖尿病コミュニティの中でかなり広く受け入れられています．この分野の貢献者は，ジョン・ウォルシュ（ポンプについて145頁で書かれている「Pumping Insulin」の著者）と，ジョージア州アトランタの内分泌学者であるポール・デーヴィッドソンです．

「500ルール」を用いるICRの計算は，超速効型インスリンを使用している場合に，一番最初にインスリン炭水化物比を決定するのに有効です．速効型インスリンを使用している場合には，「450ルール」を用いてインスリン炭水化物比を算出している臨床医もいます．

計算方法は次のとおりです．24時間で使用するすべてのインスリン量（超速効

型も持効型も両方）を足して，1日総インスリン量（TDD）を求め，それで500を割るだけです．

　たとえば，あなたのTDDが42単位であれば，
　　$500 \div 42 = 12$
となります．
　これはICRは1：12で，食事またはスナックとして摂取する12gのカーボ量に対して，超速効型インスリンが1単位必要であることを意味しています．

　さて，あなたのICRが1：12であったとします．朝食にカーボが60g含まれていた場合，食事のカーボ量をカバーするインスリンはどのくらいでしょうか？　食事の総カーボ量を1単位のインスリンがカバーするカーボ量の数値で割ってみてください．

　$60 \div 12 = 5$　単位のインスリン
　60gのカーボを含んでいる食事をカバーするためには5単位のインスリンを使うことになるわけです．

インスリン炭水化物比を決める方法を比較してみましょう

　2つの方法を比較してみてください．方法1で用いたICRと方法2で求めた割合は同じでしたか？　近い比でしたか？　かなりかけ離れていましたか？　インスリン炭水化物比がうまく機能しているかどうかを調べる唯一の方法は，血糖値を頻回にチェックすることです．そうすれば，それがうまく機能しているかどうか，あるいは，新しいインスリン炭水化物比を計算するための情報を得たほうがよいかどうかわかるでしょう．

感受性因子を求める

　あなたは，カーボ量をカバーするために，食事のときに，どのくらいのインスリンを打つべきか計算する方法を理解しました．しかし，食前の血糖値が目標よりも高い場合，何をするべきでしょうか？　第2の因子である感受性因子（SF）を用いましょう．修正因子という用語でも使用される場合がありますので，注意してください．それは同じことを意味しています．SFは，血糖値を食前目標に戻すためにどのくらいの超速効型インスリンを追加すればよいか，1単位の超速効

型インスリンが血糖値をどのくらい下げてくれるかを教えてくれます．あなたが想像するように，あなたの SF というのは，あなたがインスリンにどれくらい感受性があるかによって決まっているのです．

　ここから，第2のルールに入りましょう．1800 のルールは，1 単位の超速効型インスリンであなたの血糖値をどのくらい下げるかを算出する方法です．その方法は次のとおりです．500 ルールと同様に，インスリンの TDD を計算する必要があります．そして，修正因子を決定するために，1800 を TDD で割ってみてください．

　たとえば，あなたの TDD が 35 としましょう
　1800÷35＝51　（四捨五入で 50）
これは 1 単位の超速効型インスリンで 50 mg/dl 血糖値を下げることを意味しています．そして，感受性因子は 1 対 50 となります．速効型インスリンを使用している人では，1500 を用いて計算することが，より正確であるとしている臨床医もいます．

　それでは，あなたの SF を用いて，修正するために用いるインスリン量を求めてみましょう．朝食前に血糖値をチェックしたところ，225 mg/dl でした．食前の目標血糖値は，110 mg/dl です．目標血糖値にするために，どのくらい血糖値を下げる必要があるかを知るために，実際の血糖値から目標血糖値を引いてみましょう．

　225（実際の血糖値）－110（食前の目標血糖値）＝ 115（いまの血糖値と目標とする血糖値の差）

　理論上の SF が 1 対 50 であることは計算済みです．1 単位のインスリンが血糖値を 50 mg/dl 下げるならば，115 mg/dl 下げる場合，何単位のインスリン量を必要とするでしょうか？

　115÷50 ＝ 2.3 単位のインスリン
SF を使用して，目標血糖値にするは，2.3 単位のインスリンが必要ということになります．整数でカウントする注射またはペン型注入器でインスリンを打つ場合は，2 単位に切り捨てます．インスリンポンプを使用している場合には，正確な量を打つことができます．

　食前の目標血糖値が 90〜130 mg/dl の範囲ならば，その目標範囲に入る範囲内の数を選択してください．110 または 120 mg/dl くらいの真ん中あたりの数値を用いるかもしれません．

あなたのインスリン投与量を計算すること

2つのルールを用いて，朝食でのカーボ量60gをカバーするためには5単位のインスリンが必要であり，血糖値を食前の目標値に戻すためには2単位のインスリンが必要であることがわかりました．では，どのくらいの超速効型インスリンを打つべきかを求めるために，2つの結果を足してみましょう．

食事のための5単位＋修正するための2単位＝ 7単位のインスリン

もう一度，練習してみましょう．以下の情報を用いてインスリン量を計算してみてください．

- 食前血糖値は175 mg/dl です．
- 食前の目標血糖値は120 mg/dl です．
- 感受性因子は，1単位のインスリンで70 mg/dl の血糖値を下げます．
- 食事中のカーボ量は69gです．
- インスリン炭水化物比は，1：16です．

さあ，始めてみてください．まず，血糖値をどのくらい下げる必要があるかを計算します．

175（実際の血糖値）－120（食前の目標血糖値）＝ 55 mg/dl

SFを使って，血糖値を目標範囲にするために，どのくらいのインスリンが必要かを計算します．

55÷70（SF）＝ 0.8単位のインスリン（インスリンポンプでない場合は切り上げて1単位）

したがって，食前の血糖値を修正するのに1単位のインスリンを打つことになります．

次に，食事中のカーボ量をカバーするために，どのくらいのインスリンが必要となるのかを計算します．インスリン炭水化物比は，1：16です．

カーボ 69 g ÷ 16 ＝ 4.3，または切り捨てると 4 単位のインスリン

　次に，修正インスリンに食事のインスリンを足します．
　　　1 単位 ＋ 4 単位＝ 5 単位

　したがって，食事をカバーするためには 5 単位の食前のボーラスインスリンを打つことになります．

　血糖値のパターンをみることは大切です．食前の血糖値を修正するために，毎日何単位かのインスリンを用いるのであれば，ベーサルインスリンがもう少し必要か，その前の食事に対するボーラスインスリンを増やす必要があります．インスリン量をよりすばらしく調整するための感受性因子から得た情報を用いて，1日の血糖値を目標範囲に保ちましょう．

食前低血糖についてはどうか？

　食事のときのインスリンを決めるのに，血糖値がとても低くなってしまった場合（食前で 70 mg/dl 未満）を考慮に入れておくとよいでしょう．低血糖はいつも都合よく食前におこるわけではありませんが，その際には，2 つの選択肢があります．

　1．少ないインスリンを打ちなさい．
　前述の例と同じ数を用いて，食事のときのインスリン量から 1 単位を減らして，4 単位だけ打つようにします．特に，体重やカロリー摂取量をとても気にしている場合には，好ましい選択となります．
　2．食事でカーボを多めに食べなさい．
　前述の例では，食事において 69 g のカーボ量にもう 15 g 追加します．しかし，インスリンは増やしません．余分な 15 g のカーボは，血糖値を上げます．

　明らかに，やってほしくないことは，食事のときにインスリンを打たなかったり，食事のときのインスリンを打つタイミングを大幅に遅らせることです．摂取したカーボが，いったん，からだに入れば，血糖値は上がります．そして，血糖の上昇をカバーするためのインスリンが必要となります．自分で実験してみると，あなたにとって，どちらの方法が具合よくいくかがわかるでしょう．こういった状況のなかで，低血糖の徴候に注意して，低血糖になったらすぐに対処してくだ

さい．

　頻繁に食前の血糖値が，高くなったり低くなったりする場合には，ベーサルのインスリン量をチェックする必要があります．食前の低血糖を引きおこすほどベーサルインスリンの量が多すぎるのかもしれません．目標とする血糖値に近づけるために，糖尿病療養指導士に手助けしてもらって，行ってみてください．

食事のときのインスリンはいつ打つか？　食前，食間それとも食後？

　その答えは？　上記のすべてです！　しかしながら，あなたは医療従事者から，食前に超速効型インスリンを打つように言われているかもしれません．それはどうしてでしょうか？　超速効型インスリンが登場する以前に，食事による血糖値の上昇をカバーするのに用いられていたインスリンは，速効型インスリンであったからもっともなことなのです．速効型インスリンにとって，食事による血糖値の上昇をカバーする，一番よいタイミングは，食事の30分前に打つことなのです．

　いまでは，超速効型インスリンが使用できるようになりましたので，アドバイスはまったく異なってきます．さらに，現実的に，どのくらいのカーボ量を摂取するかを正確にわかっているときもあれば，その手がかりがないときも，日常生活のなかではよくあることです．朝食を例にとりましょう．あなたは，どのくらいのシリアルと牛乳をボウルに入れて，それを全部食べるということがわかっています．ところが，はじめてのレストランにいるときや少し気分が悪い状態のときがあります．そんなときには，食事が終わるまで，どのくらいのカーボ量をとるかはわかりません．

　小さな子どもや偏った食事をする子の親の場合，食事のときの超速効型インスリンを子どもが食べ終わった後に打てば，あなたの食事のときの大きなストレスは軽くなるでしょう．この方法では，摂取したカーボ量を計算して，それをカバーするために適正なインスリン量を使用することができます．そうすれば，子どもに食事を無理に食べさせなくてもよくなるでしょう．

　実践的には，どれくらいのカーボ量を摂取するか，またはどれくらいのカーボ量を摂取したかがわかっているときには，食事のときの超速効型インスリンを打つことを決めるために一番よいアプローチです．そのため，食卓に座る前や，食事の途中，食事を食べ終えたときに，インスリンを打つことがあるかもしれません．この方法を利用すれば，必要とされるインスリン量をより正確に見積もることができ，過少または過多に見積もることをさけられるでしょう．

　インスリンポンプを使用している場合，または，余分な注射を気にしないなら

ば，さらに利用できる2〜3の手段があります(インスリンポンプの利点は，ボタンを押すだけで，また注射しなくてもよいことです)．血糖値が食前の目標値より高い場合は，食前のときの目標に下げるために感受性因子に基づいて，必要なインスリン量を打つことができます．どれくらいのカーボ量を摂取するかわからないときは，インスリン／カーボ比に基づいたカーボ量をカバーする食事が終わるまで，待つこともできます．もうひとつの手段は，食事のときのインスリン投与量を分割することです．少なくとも，食事で一定量のカーボを摂取することがわかっている場合や，食べ始めたあとかなり急速に血糖値が上昇することがわかっているならば，前もって一定量のインスリンを投与することもできます．食事の初めにカバーした以上に摂取したカーボ量をカバーするためには，食事の後にボーラスの量を増やして打つことができるわけです．

ほとんどのインスリンポンプは食事のときのインスリンを分割する方法として，スクエアウェーブボーラス(拡張ボーラスとも呼ばれる)，デュアルウェーブボーラスやコンボボーラスなどがあります．通常のボーラスに拡張ボーラスを加えることもできます．

積み残されたインスリンを忘れるな

頻回インスリン注射をしているか，またはインスリンポンプの場合，次のボーラス量を決める前に，前のボーラス量から，「ボード上」，または，まだ使われていないインスリンの量に慎重に注意を払いたいものです．残念なことに，これは，しばしば見落とされることなのです．上手に対応しなければ，低血糖を引きおこしてしまいます．いわゆるインスリン量が「重なり合う」または「積み重なった」といわれる状態を予防することです．これはすべての人におこる問題というわけではありません．少なくとも4時間以上でその作用が終わる超速効型インスリンを打っている人によくおこる問題です．

理解を助けるために，次の事例について考えてみましょう．あなたは昼食のときに超速効型インスリンのボーラスを打ちました．3時間後に，カーボ35 gを含んだスナックを食べました．血糖値をチェックしてみると195 mg/dlでした．食前の目標値である120 mg/dlに，血糖値を下げるために2単位のインスリンを打ち，さらに食事のカーボ量をカバーするための2単位のインスリンを追加しました．数時間後に血糖値は55 mg/dlになりました．それはなぜでしょうか？　「インスリンが積み重なった」状態になったからです．昼食時の超速効型ボーラスの作用の，少なくとも1時間の作用が，まだ残っていたのです．「使われていないインスリン」または「積み残されたインスリン」だったのです．つまり，昼食時に

打ったインスリンが，まだからだに残っていたのです．

　食事ごとに超速効型インスリンを打つ場合，次のボーラスを打つときには，前のボーラスの作用(約4～5時間作用している)が，終わっている必要があります．または，前のボーラスがまだ若干作用しているときだと思う場合は，まだ「使われていないインスリン」または「積み残されたインスリン」についても考慮に入れる必要があります．食後，約4時間以内で目標とする血糖値よりも高くて，血糖値を下げるための追加インスリンを打つ場合は，この考えを用いる必要があります．「Pumping insulin」の著者であるジョン・ウォルシュは，ヒューマログまたはノボログの投与後，1時間ごとに約30％が使われていると感じています．

　これらを管理するいくつかの方法があります．速くて簡単な方法は，食前目標値を100と130 mg/dlのあいだに対して，たとえば180 mg/dlのような高めの数値を用いることです．これは，食前の高血糖をカバーするためのインスリンは打たないで，スナックでのカーボ量をカバーするための2単位のインスリンだけを打つ方法です．

　「Pumping lnsulin」や http://diabetesnet.com/diabetes_control_tips/bolus_on_board.php 上でジョン・ウォルシュは，1～10単位までのボーラスインスリン投与後の，1時間，2時間，3時間，4時間でのインスリン活性を示した表を提供しています．

　食後2～3時間で，まだ血糖値が高い場合や，数時間のうちに次の食事を摂取する前に血糖値を下げたいと思う場合は，この計算を用いることができます．たとえば，夕食2時間後の血糖値が希望しているよりも高い血糖値の場合は，食前120 mg/dl，食後2時間180 mg/dlを目標に，超速効型インスリンを打って下げてみてください．

　興味深いことに，最新のインスリンポンプには，前のボーラス量を考慮する機能が組み込まれています．前のボーラスがまだ効いているときに，次のボーラスを使おうとすると何がおこると思いますか？ 投与するインスリン量から積み残されたインスリン量を差し引くよう指示してくれます．これは，インスリンポンプのもうひとつの長所ですね．どんどん進歩しています！

ペン型インスリンは，あなたのためにあるか？

　ペン型インスリンは，使いやすいです．投与量をダイヤルします，針を刺します，ボタンを押して，インスリンを注射します，そして，少し保持すれば，終わりです．毎日の頻回注射を行っている人にとってペン型インスリンは考慮するのによいオプションです．ペン型インスリンは，いつでも（忙しい日中にどこででも）簡単に注射できます．1日に3回またはもっと多くの回数の注射を打っている人は，もしも昼食時にペン型インスリンを使用するだけであっても，便利さや柔軟性からペン型インスリンを使いたいと思うでしょう．ペン型インスリンは，大きい万年筆大です．再使用可能なペンのために，バイアルの代わりにカートリッジでインスリンを買うことができます．

　あなたが以下のような状況ならば，ペンが望ましいでしょう．
- 食べるものによって，インスリンを打つ量を変えている
- インスリンを持ち運ぶ柔軟性や利便性を希望し，必要としている
- 速く，簡単に，正確にインスリンを打ちたい
- 注射回数が増えても気にしない（1本のペンに2種類のインスリンを混ぜることはできません）
- 視力低下または手のふるえのために適切なインスリン量を引く動作に問題を抱えている

　あなたの医療従事者とペン型インスリンへ切り替えることについて話し合ってみてください．

　ペンと針の適正な使い方，保管法などについて学びましょう．

針，ペンの針，シリンジについて何を知っておくべきか？

インスリンシリンジまたはペンの針を購入するとき，針の長さ，針のゲージ，シリンジのサイズを決めます．シリンジや針には，さまざまな長さとゲージがあることを知るでしょう．よくあるシリンジ・サイズは，短い針の30のゲージと標準の針の29のゲージです．よくあるペンの針のサイズは，短い針の31のゲージと標準の針の29のゲージです．

針のゲージ

針は，一般的に4つのゲージがあります：28，29，30と31．それは，針の直径のことです．数字の大きいほうが細い針になります．会社が異なれば，異なったゲージの針になります．最も細い針は，31ゲージです．

シリンジ・サイズ

インスリンシリンジには，3/10 cc（30単位），1/2 cc（50単位）と1 cc（100単位）の3つのサイズがあります．

あなたが打つ場合：

- 1回のトータルが30単位未満の場合は，3/10 ccのシリンジを使いましょう
- 30〜50単位の間であれば，1/2 ccのシリンジを使いましょう
- 50〜100単位の間であれば，1 ccのシリンジを使いましょう

3/10と1/2 ccのシリンジでは，1目盛が1単位です．1 ccのシリンジでは，1目盛が2単位になります．

14 Common Question and Answers about Advanced Carb Counting

よくある質問と回答

1日に必要なインスリン量の計算方法を教えてください

　この問いに対する単純明快な答えはありません．なぜなら　注射すべきインスリン量を計算する場合は　いくつもの「もし」や「かつ」や「しかし」など異なる条件を考慮にいれる必要があるからです．医療従事者はインスリン量を決めるのにいくつかの方法を用いています．おおよそ標準体重である1型糖尿病患者の場合，1日の必要インスリン量は体重1ポンド（約0.5 kg）あたり0.2〜0.5単位であるとされています．たとえば体重125ポンド（約57 kg）の女性の場合で，1日総インスリン必要量（TDD）が38単位となります（1ポンドあたり0.3単位）．これを使用するインスリンの種類によって何回かに分けて注射するのです．一般に成長期ではホルモンの影響で，より多くのインスリンが必要となります．また，2型糖尿病の場合はインスリン抵抗性があるために，より多くのインスリンが必要となることがあります．インスリン必要量は一生同じということではなく　人生を通じてのいろいろな出来事やライフスタイルの変化に伴い変動するものです．上記の成長期の例のほか，女性では月経周期や妊娠各期によってインスリン量が変動しますし，退職後，スポーツたとえばサイクリングを始め，走る距離を長くしていくと以前よりインスリン量が変化するだろうと予想されます．このほかにもいろいろなことがありますが　あくまで最初のインスリン量は目安であって，その後の血糖値などのデータに基づいてよりあなたに合った量に調整するのです．インスリン治療を開始したときも，インスリンポンプに変更するときも，インスリン量の調整は少しずつ控えめに行うのがよいでしょう．低血糖を防ぎ，より安全に調整することが大切です．

感受性因子や ICR はどれくらいの頻度で調整すればよいのでしょうか？

　1日総インスリン必要量（TDD）が5単位以上増減したらこれらを変えます．TDD の変化はあなたのライフスタイルの変化が原因なのかもしれません．ウォーキングをはじめてからインスリン量が減った，インスリンの種類を変えた，たとえば NPH インスリンの2回打ちからランタス1回に変えたら必要量が減った，などです．原因が何であれ，あなた自身の2つの因子をよくみてみることです．13章にある方法で TDD を計算してみてください．また，変化を見逃さないよう，血糖自己測定記録をよく見直すようにしましょう．

感受性因子や ICR を忘れないようにするにはどうすればよいのでしょうか？

　あなたがいつも身につけているもの，たとえば財布や PDA（Personal Digital Assistant）などにメモを入れておきます．そうすれば数字を忘れたとき，いつでも見て確かめることができます．これらの数字は日に何度も見るものなのでそのうち覚えてしまいます．変えるときは必ずメモを書き換えましょう．

計算はどうすればよいのでしょうか？

　いつも電卓を持ち歩くようにします．また，ほとんどの PDA は電卓付きですし，電卓つきの腕時計もあります．

超速効型インスリンと速効型インスリンとの違いは？

　超速効型インスリンは速効型インスリンよりも速く効きます．食品によって血糖値が上昇するのにちょうど合うタイミングで1〜2時間以内に最大効果を発揮します．食品中のカーボが血糖値を上げ始める頃に超速効型インスリンの血糖降下作用が現れ出すのです．速効型インスリンの場合は作用のピークまで3〜4時間かかりますから効きかたがずれることになります．ただし，超速効型インスリンが使われるようになったのは1995年頃からで，速効型インスリンはこれよりかなり以前から使われているものです．もし，超速効型インスリンのほうがよいと思ってもけっして自分でインスリンの種類を変えるのではなく，医療従事者に相談するようにしてください．

頻回注射法やインスリンポンプを使用している場合スナックは必要でしょうか？

　頻回注射でもインスリンポンプでも，特に超速効型インスリンを使うとスナックをとる回数は減るでしょう．超速効型インスリンは食事による血糖上昇を抑えるように働き3～4時間後には消失します．スナックを好まない人にはこのやりかたがよいようです．スナックを楽しみたい人やスナックをとる人が血糖値を安定させたい場合は血糖測定に基づいて注射回数を増やすべきかどうか決めることになります（4章）．

食間や就寝前にスナックをとる場合さらにインスリンを追加するのでしょうか？

　超速効型インスリンを使う場合，とりわけスナックの量が多いときには追加の注射が必要かもしれません．もし，食事内容に応じていくつかのインスリン／カーボ比を使い分けているのであれば，そのスナックに一番近い食事用のインスリン／カーボ比を試してみてください．速効型インスリンのときは食前注射後2～3時間に最もよく効いているのでスナックまでカバーできることがあり，この場合は追加注射は不要です．血糖測定をきちんと行えば　追加インスリンの要不要を正しく判断できるでしょう．

高脂肪食あるいは高たんぱく食は血糖値にどう影響しますか？
ピザはどうでしょう．長時間にわたって，カクテルパーティに参加するときなどの血糖値はどうなりますか？

　6章でもふれましたが，高脂肪食や高たんぱく食の影響は，1型糖尿病ではインスリン抵抗性のある2型糖尿病と異なるかもしれません．超速効型あるいは速効型インスリンを用いる場合は，血糖値とインスリン／カーボ比に基づいてインスリンを打ち，食後2～3時間後に血糖値を測って目標範囲にあることを確かめます．プライムリブのような高脂肪食ないし高脂肪/高たんぱく食は吸収に時間がかかり，血糖値上昇（通常は食事開始後2時間後）が3～5時間後あるいはもっと遅くなることがあります．超速効型インスリンだと血糖上昇より早く強く効果が現れるため低血糖が生じるでしょう．そこで，食後にあるいは食前後に半量ずつ分けて注射をすることもあります．高脂肪食の影響を正確に知る唯一の方法はあなたの血糖値を食事前後で測定してみることです．

　ピザの影響は少し複雑です．ピザを食べると血糖値がぐんと上がる人もあれば血糖上昇が遅れる人もいます．まず大切なことはきちんとカーボカウントをして

必要インスリン量を知ることです．インスリン／カーボ比を用い，食事2時間後に血糖値がどうなったかをチェックします．もしトッピングの肉やチーズが多めのときや血糖値が思ったほどに上がっていない場合は　さらに1～2時間後に測定します．次に，ピザを食べるときも詳しい記録をつくります．これはとても有用な情報となり，あなたがピザを食べるときはいつでもこれを利用できます．インスリンポンプだとこれらの食べものを楽しむとき，さらに多くのオプションが使えます．まず食事全体のための追加注入（ボーラス）量を決め　このうち半分か3分の2を食事開始時に注入します．2～3時間後に血糖値を測り追加インスリンの残りを打つかどうかを決めます．ほとんどのインスリンポンプは追加注入時間を数時間まで延ばすことができます．また，インスリンポンプは任意の時間帯の基礎（ベーサル）注入速度を一時的に変える機能ももっています．この方法は感謝祭や大きな夕食会など食事を時間をかけてゆっくりとり血糖値上昇がゆるやかになる場合には大いに役立ちます．

高食物繊維食をとるとき(超)速効型インスリン量を変える必要がありますか？

あります．もし食事中の食物繊維が5g以上ならその分をカーボ量から差し引きます．食物繊維分はカーボには含まれますが，吸収はされないからです．必要インスリン量は食事中のカーボ量から食物繊維量を引いた量に基づいて決めるのです．高繊維-朝食の例を挙げます．

食　品	食物繊維	カーボ
高繊維のシリアル　1カップ	6 g	32 g
全粒パン　1枚	3 g	12 g
低脂肪牛乳　1カップ	0 g	12 g
いちご　1と1/4カップ	2 g	15 g
合計	11 g	71 g

71gから11gを引いて60gのカーボとなります．インスリン／カーボ比を1：15とすると，必要なインスリン量は，60÷15＝4（単位のインスリン）となります．

アルコールを飲むとき，超速効型または速効型インスリンの量は変えるべきでしょうか？

　6章も参照してください．一般的に糖尿病の専門家はアルコール飲料に含まれるカロリーを通常の食事分に加えて計算するように勧めています．またカーボを減らすことでアルコールに含まれるカロリー分を調節しようとしてはいけません．インスリン療法中の人はアルコールによって血糖値が下がりすぎることがあるので，これを予防するように計算します．ライトビール，ワイン類，その他の蒸留酒で試してみましょう．レギュラービール用のカーボカウント（12オンスでカーボ15g）でよいでしょう．

　ほとんどの人は，夜に食前酒として，あるいは食事をとりながら，そして食後にアルコールを飲むので血糖値が下がりすぎないように，その日は就寝時にスナックをとる必要があるかもしれません．毎晩決まって飲酒するのか，アルコール摂取によって生じる血糖変動をあなたがどう感じているか，どのようにインスリンを調整しているか，あるいはたまにしか飲まないので血糖値がどう動くか思案中，などによっても状況は異なるでしょう．フルーツジュースと混ぜたものやカーボの入ったものの場合は，この量を計算して食事やスナックの総カーボ量に加えます．さらにインスリン／カーボ比を用いてインスリン量を計算します．アルコール（と食事）の前後で血糖値を測ることで あなたの場合アルコールがどう血糖値に作用するかがよりよくわかるでしょう．

血糖値がいろいろに変動し，しかも規則性のないときはどうしますか？

　日々の生活に食事をしなかったとか，運動量が変動したとか，変わりがなかったか調べます．これらは血糖値を乱し，インスリン／カーボ比がうまく機能していないかのように思わせます．記録を見直して次のことをチェックしてみましょう．

- 食事やスナックを抜いた　　　　　☐ はい　☐ いいえ
- 活動量が不規則　　　　　　　　　☐ はい　☐ いいえ
- ストレス　　　　　　　　　　　　☐ はい　☐ いいえ
- 不規則な食事時間　　　　　　　　☐ はい　☐ いいえ
- カーボの量が異なる　　　　　　　☐ はい　☐ いいえ

もし，「はい」がいくつかまたは全部ならば　以下もチェックしてください

- インスリンの量がしばしば変わる　☐ はい　☐ いいえ
- 頻回の低血糖　　　　　　　　　　☐ はい　☐ いいえ
- 頻回の高血糖　　　　　　　　　　☐ はい　☐ いいえ

初めの項目における変化と後の項目にあるような結果とは関連性があります．探してみましょう．あなたの朝食前血糖値が目標範囲にあって，特定の食事に反応して血糖値が上昇するとします．食事はおそらくレストランか友人宅で食べたか，初めて食べたものであったかでしょう．あなたのインスリン／カーボ比が1単位：15gなので75gのカーボに対し5単位インスリンを打ったのに食後血糖値が高かったとします．この場合あなたはその食べもののカーボ量を計算し損なったのかもしれません．カーボ量の推定が違っていたなら食品や内容量を計り直して訂正しましょう．

　たとえば好みのレストランで食事した後の血糖値が高かった場合，その料理の推定カーボ量とインスリン注射量を記録します．何度かこの料理を食べたら何単位のインスリンで食後血糖値がいくら，ということが記録され，この記録から適切なインスリン量が推定できるようになります．別のやりかたとしては，この料理をテイクアウトし自宅で中身を計量することです．個々の材料のカーボ量を計算し合計します．これを次にこの料理を楽しむときに用いて計算します．

　血糖自己測定や詳細な記録類の代わりになりうるものはありません．これらによってのみ血糖変動の規則性を見つけ出すことが可能です．担当の医療従事者とよく相談して血糖変動の原因や解決方法を見つけるようにしてください．

運動は血糖値をどう変化させますか？

　一般に運動によって血糖値は低下します．運動量を増やすときはインスリン量を減らすかカーボを多めにとるようにします．低血糖を予防することが大切です．運動中は血糖値を80〜180 mg/dlに保つよう工夫します．また運動直後ないし数時間後の血糖値が70 mg/dl以下にならないようにしましょう．45分以上運動するときは運動前後の血糖測定が必要です．運動がかなりきつく長時間続けたときはさらに24〜36時間血糖値をモニターしてください．なぜならこれくらい長い時間にわたって血糖低下が続くことがあるからです．

　日々の運動量が変動するとき血糖値を安定させるのは難しいことです．よく工夫しインスリン量と食事のプランをつくります．毎日一定の運動を取り入れてみるのが一番簡単な方法です．これによって運動があなたの血糖値をどう変化させるか，食事やインスリンをどう調整すればよいかを比較的容易に知ることができます．

　インスリンポンプの利点は運動するときにいつでも基礎注入を落とすことが可能な点です．つまり運動中の，場合によっては運動後数時間ものあいだインスリン注入量を減らすことによって運動によるブドウ糖消費に対応できるのです．

運動は血糖値を上昇させることもあるので覚えておきましょう．1型糖尿病ではインスリンが十分補充されていないとき運動で血糖値が上がることがあります．一般に血糖値が 250 mg/dl 以上で（尿）ケトン体が陽性のときは運動をしないようにしてください．特に，朝早くまだ食事をすませていないとき，食後3〜4時間以上経っているとき，そして直近の超速効型インスリンを打ち忘れたときはこのようにしましょう．

ストレスについては？

ストレスは生活の一部として普通にあるものですが，血糖コントロールに影響します．食欲，よく休息できるか，どの程度運動できるかなどすべてストレスの影響で変化します．ストレスがあるとよく眠れないことがあるし，ストレスが続いているときには，たとえ一番好きなことであってもリラックスさせてくれる運動が十分できないこともあります．ストレスが強いときは血糖値が上がったり下がったりして予想しにくく，これはいつもどおりの生活がしにくいことと関連するのかもしれません．ストレスはまた，あるホルモンを増やすことで血糖値を乱します．これらのホルモンは血中へのブドウ糖放出を促進したりインスリンの効きを悪くしたりして血糖値を上げますから，インスリン必要量も増えることになります．ストレス管理にはいろいろな方法があり，人によってやりかたは異なるでしょう．食べ過ぎたり，食べなかったり，寝過ぎたり寝不足だったり，飲み過ぎたりなどです．ストレスであなたの血糖値がどう動くかを知れば知るほどストレス時の血糖管理がうまくいくようになるでしょう．ストレスのない日常生活はありえません．しかしストレスがいかに問題であるかを実感するなら，たぶん上手にストレスに対処しようとするでしょう．ウォーキング，ヨガ，深呼吸，静かな音楽などが役立つでしょう．

インスリンポンプに変えようと思いますが詳しく知るにはどうすればよいでしょうか？

いまではよりいっそう多くの人がインスリンポンプを始めようとしています．主な理由はよりよい血糖コントロールが得られることに加えて日常生活がより柔軟により自由度が高くなるということがあります．次のいずれかに当てはまる人はインスリンポンプを考慮してみてください．

- ■ 1型糖尿病の人で食事やインスリン注射のタイミングが日によって変わる人
- ■ 4回注射をしている2型糖尿病の人で，より自由度の高いインスリン治療に変えた

い人
- 1型，2型を問わずもっとよい血糖コントロールを望む人
- 夜間の血糖変動の大きい人や毎日の運動量が変動する人
- 糖尿病合併症である胃不全麻痺がある人

インスリンポンプを始めるのに特に年齢の制約はありません．小さな子どもでも両親の助けを得てインスリンポンプ治療をしていますし，高齢者も同様です．また，多くの健康保険はインスリンポンプ治療のための費用の一部あるいは全部をカバーしてくれます．インスリンポンプを始めるときに大切なことは

1) 一般的なインスリンポンプ治療に関する知識を身につけること（下記の情報源を参照）
2) いろんなタイプのインスリンポンプの特徴を知ること（ウェブサイトを見たり，フリーダイヤルで質問する）
3) インスリンポンプ治療に詳しい医療従事者を見つけて親しくなること

などです．

現在のインスリンポンプはいずれもオープンループ（非閉鎖型）タイプです．つまりこれらの機械は血糖値をモニターして自動的に必要インスリン量を計算して注入するといった機能はもっていません．しかしこれらのポンプはより精密に，洗練されたものになっています．最新式のものは血糖測定装置やインスリン／カーボ比に対応するだけでなく次のボーラス注入量を予想できるものになっています．

個々のポンプについてさらに詳しく知るには各社のウェブサイトを参照してください．以下に米国でよく使われているインスリンポンプのサイトを示しました．このなかには複数のインスリンポンプを販売しているものもあります．会社にじかに問い合わせることもできます．あなたの地域の販売代理店を紹介してもらえます．代理店はあなたにインスリンポンプ治療やそのための費用，保険などのより詳しい情報を提供してくれるでしょう．

- Animas Corporation: www.animascorp.com; 1-877-767-7373
- Deltec: www.delteccozmo.com; 1-800-280-7801
- Disetronic: www.disetronic-usa.com; 1-800-280-7801
- Medtronic（Minimed）：www.minimed.com; 1-800-826-2099
  （アメリカではすでに数種類のポンプが利用可能です）

より詳しくインスリンポンプ治療を知るには以下の文献をごらんください．

Smart Pumping, by Howard Wolpert, MD (editor). Amercan Diabetes Association, 2002.

Pumping Insulin, 3rd ed., by John Walsh, PA, and Ruth Roberts, MA, Torrey Pines Press, 2000

www.insulin-pumpers.org

www.diabetesnet.com

ほかの情報源として　あなたの地域のインスリンポンプサポートグループがあります．各インスリンポンプ会社の販売員が，彼らに会うにはどうすればよいかを教えてくれます．インスリンポンプ治療を始めていなくてもかまいません．サポートグループに参加すればインスリンポンプ治療を開始することをすでに決心した人たちと話し合うことができます．

さらに前進するためには？

これまでにずいぶんカーボカウントに詳しくなったことでしょうが　これからあなたはインスリン炭水化物比がよく機能しないとか，血糖値が予想より高いといったことをたびたび経験すると思います．どうすればよいのでしょうか．常に基礎に戻ることです．1回ごとの食事の量やカーボ量を計ります．食物の量りかたをチェックしたり，1回の食事量が増えているか減っているかを確認しましょう．正確に食品栄養成分表示のラベルが読み取れているかチェックしてみましょう．日々の生活のうちで変化したもの－体重，運動量，種々の薬など－がないか調べてみましょう．必要に応じてこれらを見直すことは大いに役立ちます．食事，運動，薬物治療を上手にまとめてよい血糖値を維持することに毎日トライすべきです．これらの新しい知識とスキルを身につけることで　糖尿病を管理することが単なる推量でなく根拠をもつものになるでしょう．

15 基　礎

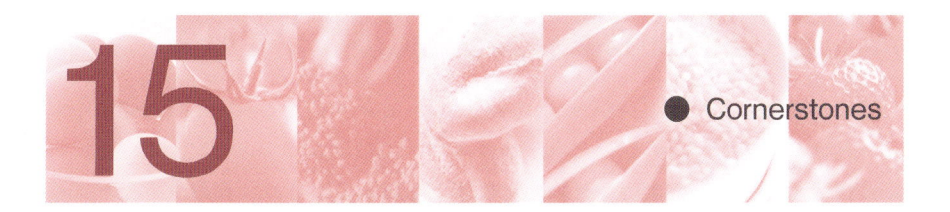

● Cornerstones

知識とサポート

　糖尿病についていろいろな経験をすることで，糖尿病コントロールをよくすることができます．あなたの糖尿病に関するデータベースを絶えず更新し，知識として構築していくことは大切です．このことに関しては，知識をサポートしてくれる人がいるといいです．毎日の糖尿病ケアを行うためのやる気や知識を持続させるサポートのことです．あなたのやる気がなくなり，燃えつきそうになったときにも助けとなってくれますよ．

　経験豊富な医療従事者は知識，考えかたや情報源をいろいろ提供してくれます．この人たちはあるときはコーチのよう，またあるときはチアリーダーのようにサポートしてくれます．家族や友だちもあなたをサポートしてくれ，新しい挑戦によって進歩することを喜んでくれるでしょう．あなたのコーチや支援者を探すためにいろいろな方法を使ってみましょう．

あなたのカーボカウントを助けるコーチを探そう

　カーボカウントを行うと決めたら，糖尿病療養指導士（CDE）の資格をもっている管理栄養士（RD）のなかからカーボカウントコーチを見つけてください．このことは必ずしも必要なことではありませんが，カーボカウント基礎編やカーボカウント応用編を習得する手助けをしてくれます．どのようにCDEの資格をもつ管理栄養士を探せばよいのでしょう？　それはあなたの住んでいる場所やインターネットの使用経験によります．以下に電話番号とウェブサイトを掲載します．

アメリカ糖尿病協会による糖尿病教育プログラム

　アメリカ糖尿病協会（ADA）には，上質なガイドラインに規定された糖尿病教育プログラムを承認するシステムがあります．このプログラムのひとつに参加してみれば，確実に質のよい糖尿病教育が受けられるでしょう．管理栄養士との相談は，プログラムに含まれていることも確認できます．管理栄養士の多くはCDEの資格をもっています．これらのプログラムはアメリカ全土で設けられており，たいてい1対1のカウンセリングや糖尿病教育のグループ指導を提供しています．この教育に携わるのはだいたい看護師か栄養士です．いくつかのプログラムは運動指導者，薬剤師，行動カウンセラーが担当するかもしれません．

　以下にあなたの地域で行われている糖尿病教育プログラムの探しかたを2つ掲載します．

- ADA 1-800-DIABETES（1-800-342-2383）に電話してみてください．あなたの近所のプログラムについて尋ねてください．
- ADAのウェブサイト（www.diabetes.org/education/eduprogram.asp）で直接プログラムを確認してください．

アメリカ糖尿病教育者協会

　アメリカ糖尿病教育者協会（AADE）にはあなたが糖尿病教育者を見つけるための2つの方法が用意されています．AADEは糖尿病について教えてくれる約10,000人の専門家がいる協会です．糖尿病教育者とは看護師，栄養士，運動生理学者，薬剤師，ソーシャルワーカー，行動カウンセラー，心理学者といった人たちです．糖尿病教育者は，院内や外来患者に教育を提供している病院や，ケア管理機構，内分泌科医のオフィス，開業医グループ，そのグループの医師の独立施設などで見つけることができます．糖尿病教育者の多くはCDEの資格を取ろうとしますので，ADA公認糖尿病教育プログラムを習得したCDEを見つけることができるでしょう．以下に教育者の探しかたを示します．

- ADA 1-800-TEAMPU 4（1-800-832-6874）に電話してみてください．すると郵便番号を尋ねられるでしょう．あなたの近所のプログラムについて尋ねてください．あなたが住んでいる地域の糖尿病教育者の名前を何人か教えてくれることでしょう．
- インターネットで，www.diabeteseducator.org/FindAnEduc/index.htmlにアクセスして，糖尿病教育者をみつけたいと考えている州をクリックしてみましょう．

イエローページ

　地元の病院やイエローページでリストされたものから糖尿病プログラムや管理栄養士を見つけることができます．電話帳の「医者」の下にある「Endocrinologist（内分泌専門医）」を探してみてください．自分が住む地域の糖尿病教育者や糖尿病教育プログラムについて知りたい場合，電話して尋ねてください．

だれかに尋ねてみよう

　糖尿病をもっている人や糖尿病支援サポートの人たちと話してみてください．なぜならば，彼らが勧める専門家の情報を得られるかもしれないからです．

あなたはどんな質問をしたらいいかを知っていますか？

　数人の糖尿病教育者が見つかったら，その人たちのカーボカウントの知識と取り組みかたを確認するために，2〜3の質問をしてみましょう．あなたが探している教育者かどうかわかります．また，自分がカーボカウント基礎編とカーボカウント応用編のどちらを学びたいのかとその理由などを伝えてみてください．
　以下に質問の例を示します．

- カーボカウントとその種類（基礎編，応用編）を教えてもらえるかどうかを尋ねましょう
- どのくらいの経験があるのかを尋ねましょう
- あなたがカーボカウントを習得するにはいくつくらいのセッションが必要と考えているか尋ねましょう
- 集団指導のみか，集団と個別指導を組み合わせて教えているかを尋ねてみましょう
- セッションとプログラムの費用について尋ねましょう
- あなたのヘルスケアプランに請求がいくのか，それともあなたがヘルスケアプランへの請求を自分自身でしなければならないかを尋ねてみましょう
- あなたのヘルスケアプランでサービスが受けられるかどうかを尋ねてみましょう

糖尿病教育や栄養カウンセリングは健康保険でまかなうことができますか？

　この質問に対してひとつの答えはありません．答えはあなたの健康保険やそれを規定する州法や連邦法によります．これまでの制度では，糖尿病教育（現在は糖尿病自己管理トレーニングと呼ばれている）と糖尿病のための栄養カウンセリング（医療用栄養治療またはMNTと呼ばれている）は健康保険プランではまかなうことができませんでした．しかし，現在ではその点はかなりよくなりました．高齢者医療保険制度がいまでは糖尿病のためのMNTをいくつかカバーし，多くの州ではヘルスプランがこのサービスをカバーすることを認めた法律があります．自分の健康保険カードに書いてあるフリーコールに電話して，糖尿病教育や栄養カウンセリングがカバーされているか詳細に聞くのが最善です．

　ヘルスケアプランが糖尿病自己管理トレーニングや医療用栄養治療をカバーできない場合や健康保険に加入していない場合は自己負担になります．また，糖尿病教育者との数回の面談が入院や医薬治療と比べて費用が安いことがわかるでしょう．

あなたの応援団から

　知識や能力を超えて，日々の糖尿病管理のことになるとサポートが必要となります．もっと知識を得るために糖尿病教育者の必要性は高いのですが，この人たちがあなたがむしゃらになったり，カーボカウントの努力を無駄に感じたり，あるいはやることが何もかもうまくいかなくて血糖コントロールをどうしてよいかわからなくなったときに，手を差しのべてくれる支援者のひとりになってくれなくてはなりません．人の肩にすがって泣きたいとき，新しい挑戦の相談をしたいとき，毎日の糖尿病管理で発生する問題を解決したいとき，またうまく目標を達成したときにお祝いに背中をポンと叩いてくれる支援者とはつながっている必要があります．

　初期トレーニングを習得した後でも年に1〜2度，糖尿病教育者に会ってください．なぜならばいろいろな情報を得られるし，生活の変化などについてアドバイスをもらうためです．また，糖尿病教育者により提供された糖尿病支援グループやインスリンポンプ支援サポートに参加しても，糖尿病教育者と接触することができます．この環境のなかで，あなたは糖尿病教育者からだけサポートを受けるのでなく，ほかのグループの支援者にも出会うことができます．またあなた自

身も支援者になる可能性もあります．

どうやったら気持ちを維持できるのか？

　糖尿病ケアで最も難しいことは，カーボカウントや1日に数回の血糖測定，薬の量を決め，薬を飲んだり，足をチェックするなどの日常の務め行う気持ちを維持することです．糖尿病バーンアウトに陥るのはよくあることです．「糖尿病バーンアウト」（ADA，1999）のなかでW.ポランスキーは糖尿病について教育されることと同時に教育され続けることが重要であると強調しています．彼は知識と問題解決能力を得ることは上手く問題に焦点をあてて解決することに希望と自信を与えてくれると述べています．糖尿病に関する知識はどんどん増えているので，情報をよく知ることが大切なのです．糖尿病サポートグループとその雑誌（たとえば，ADAのDiabetes Forecastなど）はあなたにとってとてもよい情報源となります．

　そして，糖尿病教育者，医師，友人，糖尿病をもつ知人，家族といったあなたのコーチを見つけましょう．糖尿病について学び，問題を解決し，困難な状況に対処し続けるためにこの人たちの力を借りましょう．あなたの応援団になってもらいましょう．

　「糖尿病バーンアウト」のなかでのW.ポランスキーの言葉を引用します．「糖尿病とともに生きるうえで，ストレスがかかるのは当然のことであり，糖尿病に対してときに敵対心を抱くでしょう．しかし，これらの問題となる感情を抑えることもできるということを覚えておいてください．気配り，やさしさ，ユーモアがあれば糖尿病バーンアウトを克服することができ，糖尿病と仲良くすることもできます．糖尿病を一番の親友にしなさいとは言いませんが，あなたの人生のなかで糖尿病の居場所を空けておくことはできるのです．そうすればあなたの生活の質，おそらく量も改善することがわかることでしょう．」

マディーの場合

　マディーは71歳で，昔は小学校の数学教師をしていました．16年間の罹病歴をもつ2型糖尿病です．彼女のHbA$_{1c}$値はここ数年間8～9％のあいだでしたが，ここ2年間はより9％に近い値となっていました．残念なことに，彼女は薬を必要とするくらい血圧が高かったことが判明しました．さらに，蛋白尿が少し出ていたこともわかりました．不安で，ストレスがたまり，糖尿病に対する気持ちが沈んでしまいました．毎日，糖尿病管理のために多くのことをしていたにもかかわ

らず，血糖値は毎週，上昇し続けました．

　彼女が初めて糖尿病と言われたとき，医者や栄養士からいくつか教育を受けました．何回かの面談で栄養士は彼女にカーボカウント基礎編の使いかたを教えました．しかしすぐに，同じような食事と柔軟性に欠ける食事計画にマディーは飽きてしまったのです．

　数年経ち，彼女は2種類の薬を服用し始めました．最大用量に達するまで徐々に薬の量を増やしていきましたが，血糖コントロールのためにインスリンの使用が必要であると医師から伝えられました．そんなある日，地方紙の健康欄にインスリンを使用している人たちを支援する会合の記事を見ました．この会合に参加すれば，使用している人からインスリンの実状について知ることができると思いました．マディーは次の会合に参加し，自分がまだインスリンを使用していないこと，しかし主治医が勧めていることを話しました．会合が終わったとき，ひとりの女性が話しかけてきました．彼女は6カ月前マディーと同じ状況でしたが，最終的には夜にランタスと呼ばれるインスリンの使用を始め，その後，それだけでは血糖コントロールがうまくいかなくなったために食前に超速効型インスリンを使い始めたことを話してくれました．以前は9.3％だったHbA_{1c}が6カ月間で8.2％まで下がったことも教えてくれました．また，マディーに病院の糖尿病教育プログラムに携わっている栄養士に会うように勧めました．栄養士は3回の面談で彼女にカーボカウント応用編を教えてくれました．いまの彼女は血糖値と計画したカーボ量を基に，食事のとき超速効型インスリンの量を調節することができるようになったこと，健康保険から支給されなかったため面談の費用は自己負担になりましたが，それほど高くなく，何より彼女にとってとても価値あるものになったことなどを話してくれました．

　マディーは自分の状況を理解してくれる新しい友だちが見つかったことで気分がよくなり，次回も会合に参加することを約束しました．翌朝，マディーはインスリン治療に入る心の準備ができたことを主治医に電話で告げ，栄養士と面談することも約束しました．彼女は血糖値をコントロールするために自分の能力や選択に自信をもつようになりました．

付録1

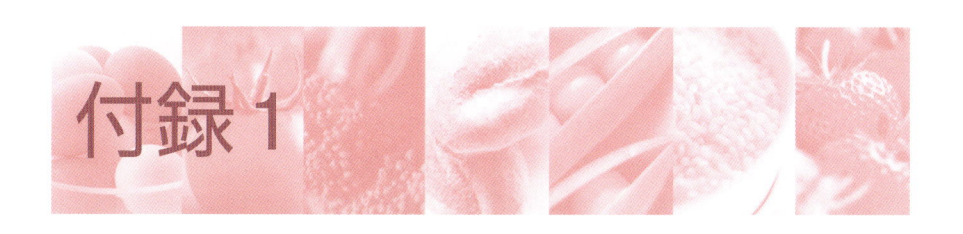

食品に含まれる炭水化物量

でんぷん
(パン,シリアル,小麦,でんぷん質の多い野菜,クラッカー,スナック,豆類,いんげん豆,れんず豆,脂肪で調理されたでんぷん食を含む)
1食分の平均炭水化物量(g)＝15g
1食分の平均カロリー＝80(脂肪で調理された食品は正しい値ではない)
(＊印　商品名)

でんぷん質性の食品	分量	カロリー	炭水化物(g)	食物繊維(g)
パン類				
ベーグル	1/2 (2オンス)	160	30	1
ライ麦パン(パンパニッケル)	1枚	80	15	2
ライ麦パン	1枚	83	16	2
低カロリー白パン	2枚	96	20	4
白いフランスパン	1枚	67	12	1
全粒小麦パン	1枚	70	13	2
スティックパン	2	82	14	1
イングリッシュマフィン	1/2	67	13	1
ハンバーガー用バンズパン	1/2	61	11	1
ホットドッグ用パン	1/2	61	11	1
ピタパン	1/2	83	17	1
ぶどうパン	1枚	71	14	1
ロールパン	1	85	14	1
トルティーヤ(とうもろこし粉)	1	56	12	1
トルティーヤ(小麦粉)	1	114	20	1
低脂肪ワッフル	1	80	16	1
シリアル				
オールブラン＊	1/2カップ	75	22	10
Bran Buds＊	1/2カップ	112	33	16
Cheerios＊	3/4カップ	90	16	2
コーンフレーク	3/4カップ	89	20	1
グラノーラ(低脂肪)(砂糖・干しぶどう・ココナッツ入りシリアル)	1/2カップ	105	21	2

でんぷん質性の食品	分量	カロリー	炭水化物 (g)	食物繊維 (g)
グレープナッツ	1/4 カップ	105	24	2
グレープナッツフレーク	3/4 カップ	104	24	3
Kix*	3/4 カップ	66	14	0
Product 19*	3/4 カップ	88	20	1
パフライス	1 1/2 カップ	90	22	0
パフウィート（牛乳と砂糖をかけて食べるふくらませた小麦）	1 1/2 カップ	76	15	1
レーズンブラン	1/2 カップ	85	22	4
ライスクリスピー（米でつくった朝食用シリアル）	3/4 カップ	71	16	0
シュレッデドウィート	1/2 カップ	90	20	2
シュガーフロスティドフレーク（糖衣したフレーク）	1/2 カップ	67	16	0
ウィーティズ（アメリカ製シリアル食品）	3/4 カップ	80	18	2
調理済シリアル				
ライスクリーム	1/2 カップ	63	14	0
小麦クリーム	1/2 カップ	67	14	1
粗びきとうもろこし	1/2 カップ	73	16	0
オートミール	1/2 カップ	73	13	2
全粉小麦	1/2 カップ	75	17	2
クラッカー，スナック				
動物型ビスケット	8 コ	89	15	0
ライ麦ビスケット（ライ麦などの入った無糖のうすいビスケット）	2 枚	73	16	3
グラムハムクラッカー（無精製全粒）	3	89	16	1
マツア（ユダヤ人が過越の祭りに食べる種なしパン）	3/4 オンス	83	18	1
メルバトースト（かりかりに焼いた薄切りトースト）	4 枚	78	15	1
オイスタークラッカー（カキのシチュー・スープなどに砕いて入れて食べる塩気のあるクラッカー）	24	78	13	0
ポップコーン（油無添加）	3 カップ	92	19	4
ポップコーン（電子レンジでつくるライトタイプ）	3 カップ (1/2 袋)	65	11	2
プレッツェル，スティック／リング	3/4 オンス	80	17	1
もち，レギュラー	2	70	15	1
ライ麦クリスプ	3 枚	86	20	2
ノンフライトルティアチップス	17	82	18	3
Triscuits*, 低脂肪	5 ウェハー	81	15	2
穀類				
調理済ブルグァ（火であぶって乾燥させて砕いた小麦）	1/2 カップ	76	17	4
ひき割りとうもろこし粉，乾燥	テーブルスプーン 3 杯	97	20	2

でんぷん質性の食品	分量	カロリー	炭水化物 (g)	食物繊維 (g)
クスクス（小麦粉を蒸してつくる北アフリカ料理・調理済）	1/3 カップ	67	14	1
小麦粉・白	テーブルスプーン3杯	87	18	1
カーシャ（外皮を除いた穀物・ソバの粗びき）	1/2 カップ	91	20	2
調理済アワ，キビ	1/4 カップ	72	14	1
米，白，長粒（調理済）	1/3 カップ	69	15	0
米，茶（調理済）	1/3 カップ	72	15	1
小麦（麦芽）	テーブルスプーン3杯	80	10	3
パスタとめん類				
マカロニ（調理済）	1/2 カップ	99	20	1
エッグヌードル（調理済）	1/2 カップ	106	20	1
スパゲッティ（調理済）	1/2 カップ	99	20	1
乾燥豆，えんどう豆，れんず豆				
ベイクドビーンズ（いんげん豆を煮て焼いたもの）	1/3 カップ	79	17	4
ひよこ豆（調理済）	1/2 カップ	134	22	4
いんげん豆（缶詰）	1/2 カップ	105	19	4
いんげん豆（調理済）	1/2 カップ	112	20	6
リマ	2/3 カップ	114	21	8
リマ（缶詰）	2/3 カップ	125	23	5
小粒白いんげん豆（調理済）	1/2 カップ	129	24	6
まだらいんげん豆（調理済）	1/2 カップ	117	22	7
白いんげん豆（調理済）	1/2 カップ	126	23	6
調理済れんず豆	1/2 カップ	117	20	8
味噌（ナトリウム）	テーブルスプーン3杯	106	14	3
えんどう豆（スプリット，調理済）	1/2 カップ	117	21	8
えんどう豆（黒目豆，調理済）	1/2 カップ	100	18	6
でんぷん質性の野菜				
コーン（冷凍，調理済）	1/2 カップ	66	17	2
コーン（ホール，真空パック）	1/2 カップ	83	20	2
コーン穂軸（半調理）	1 カップ (5 オンス)	83	19	2
コーン穂軸（冷凍）	1 カップ	70	14	1
コーン入りミックスベジタブル	1 カップ	80	18	4
パスタ入りミックスベジタブル	1 カップ	80	15	5
水気のない缶詰のみどりのえんどう豆	1/2 カップ	59	11	4
えんどう豆（冷凍，調理済）	1/2 カップ	62	11	4
バナナ（スライス済）	1/2 カップ	89	24	2
ベイクドポテト（皮つき）	3 オンス	93	22	2
ボイルドポテト（皮をむいたもの）	3 オンス	73	17	2
マッシュポテトフレーク（牛乳，脂肪入り）	1/2 カップ	119	16	2
かぼちゃ	1 カップ	83	22	7

でんぷん質性の食品	分量	カロリー	炭水化物 (g)	食物繊維 (g)
さつまいも（缶詰・真空パック）	1/2 カップ	92	22	3
ヤム芋	1/2 カップ	79	19	2

(ナトリウム)＝ナトリウムを 400 mg 以上含むもの

野菜
（生や缶詰，ジュースも含みます）
1人前の平均の炭水化物量＝5 g

野菜	分量	カロリー	炭水化物 (g)	食物繊維 (g)
アーティチョーク（調理済）	1/2 カップ	30	7	3
アーティチョークの芯	1/2 カップ	36	7	0
アスパラガス（冷凍）	1/2 カップ	23	4	3
アスパラガス（缶詰・水なし）	1/2 カップ	23	3	2
緑豆（缶詰・水なし）	1/2 カップ	14	3	1
スナップえんどう（冷凍）	1/2 カップ	18	4	2
もやし（生）	1 カップ	31	6	2
ビート（缶詰・スライス・水なし）	1/2 カップ	26	6	2
ブロッコリー（生・みじん切り）	1 カップ	25	5	3
ブロッコリー（冷凍）	1/2 カップ	26	5	3
芽キャベツ（冷凍・調理済）	1/2 カップ	33	6	3
キャベツ（調理済）	1/2 カップ	16	3	2
白菜（生）	1 カップ	12	2	1
キャベツ（生）	1 カップ	18	4	2
にんじん（缶詰，水なし）	1/2 カップ	17	4	1
にんじん（調理済）	1/2 カップ	35	8	3
にんじん（生）	1 カップ	47	11	3
カリフラワー（冷凍，調理済）	1/2 カップ	17	3	2
カリフラワー（生）	1 カップ	25	5	2
セロリ（調理済）	1/2 カップ	14	3	1
セロリ（生）	1 カップ	19	4	2
きゅうり（生）	1 カップ	14	3	1
なす（調理済）	1/2 カップ	13	3	1
エンダイブ，エスカロール（生）	1 カップ	9	2	2
青菜（調理済）				
コラード	1/2 カップ	17	4	1
ケール	1/2 カップ	21	4	1
マスタード	1/2 カップ	10	2	1
カブ	1/2 カップ	14	3	2
コールラビ（調理済）	1/2 カップ	24	6	1
レタス	1 カップ	7	1	1
ミックスベジタブル（コーンなし，いんげん，パスタ）	1/2 カップ	20	3	1
マッシュルーム（缶詰，水なし）	1/2 カップ	19	4	2
マッシュルーム（生，調理済）	1/2 カップ	21	4	2
マッシュルーム（生）	1 カップ	18	3	1
オクラ（冷凍，調理済）	1/2 カップ	34	8	3
玉ねぎ（みじん切り，調理済）	1/2 カップ	46	11	2
玉ねぎ（生）	1 カップ	61	14	3
玉ねぎ，青（生）	1 カップ	32	7	3
豆ざや（調理済）	1/2 カップ	34	6	2
豆ざや（生）	1 カップ	61	11	4
ピーマン（調理済）	1/2 カップ	19	5	1
ピーマン（生）	1 カップ	27	6	2
とうがらし（生）	1 カップ	60	14	2

野菜	分量	カロリー	炭水化物 (g)	食物繊維 (g)
ラディッシュ	1カップ	20	4	2
ロメインレタス	1カップ	9	1	1
サワークラフト（缶詰，有塩）	1/2カップ	22	5	3
ほうれん草（缶詰，水なし）	1/2カップ	25	4	3
ほうれん草（冷凍，調理済）	1/2カップ	27	5	3
ほうれん草（生）	1カップ	12	2	2
夏カボチャ（調理済）	1/2カップ	18	4	1
夏カボチャ（生）	1カップ	26	6	2
トマト（缶，全量）	1/2カップ	24	5	1
トマト（生）	1カップ	38	8	2
トマトジュース（有塩）	1/2カップ	21	5	0
トマトソース（有塩）	1/2カップ	37	9	2
カブ（調理済，さいの目切り）	1/2カップ	14	4	2
野菜ジュース（有塩）	1/2カップ	23	6	1
水クリ	1/2カップ	35	9	2
クレソン（生）	1カップ	4	0	0
ズッキーニ（生）	1カップ	18	4	2
ズッキーニ（スライス，調理済）	1/2カップ	14	4	1

（有塩）＝400 mg 以上ナトリウムを含むもの

くだもの
（生，乾燥，缶詰，冷凍，ジュースを含む）
1人前の炭水化物量＝15 g

くだもの	分量	カロリー	炭水化物 (g)	食物繊維 (g)
くだもの・生				
りんご，皮つき，小	1(4オンス)	63	16	3
アプリコット	4	68	16	3
バナナ，小	1(4オンス)	64	16	2
ブラックベリー	3/4 カップ	56	14	5
ブルーベリー	3/4 カップ	61	15	3
マスクメロン	1 カップ	56	13	1
さくらんぼ，甘い	12(3オンス)	59	14	2
クランベリー	1 カップ	47	12	4
イチジク，大	1 1/2	71	18	3
グレープフルーツ	1/2	51	13	2
ぶどう（種なし）	17	60	15	1
ハネジューメロン	1 カップ	59	16	1
キウイ	1	56	14	3
マンゴ	1/2 カップ	68	18	2
ネクタリン	1	67	16	2
オレンジ	1(6 1/2オンス)	62	15	3
パパイヤ	1 カップ	55	14	3
もも，中	1(6オンス)	57	15	3
洋なし，大	1/2(4オンス)	59	15	2
パイナップル	3/4 カップ	57	14	1
プラム，小	2(5オンス)	73	17	2
ラズベリー（黒・赤）	1 カップ	60	14	8
ルバーブ	2 カップ	52	11	4
いちご	1 1/4 カップ	56	13	4
みかん，小	2(8オンス)	74	19	3
スイカ（さいの目切り）	1 1/4 カップ	64	14	1
くだもの（果汁入り缶詰，瓶詰）				
アップルソース（砂糖なし）	1/2 カップ	52	14	2
アプリコット	1/2 カップ	60	15	2
さくらんぼ（甘い果汁入り）	1/2 カップ	68	17	1
クランベリーソース	1/4 カップ	86	22	1
フルーツカクテル（果汁入り）	1/2 カップ	57	15	1
フルーツカクテル	1/2 カップ	55	14	1
グレープフルーツ（果汁入り）	3/4 カップ	69	17	1
マンダリンオレンジ	3/4 カップ	69	18	1
もも（果汁入り）	1/2 カップ	55	14	1
洋なし（果汁入り）	1/2 カップ	62	16	3
パイナップル（果汁入り）	1/2 カップ	74	20	1
プラム（果汁入り）	1/2 カップ	73	19	1
かぼちゃ（固形）	3/4 カップ	59	15	6
くだもの（乾燥）				
りんご（輪切り）	4	63	17	2
アプリコット（1/2カット）	8	66	17	3

くだもの	分量	カロリー	炭水化物(g)	食物繊維(g)
ナツメヤシ	3	68	18	2
イチジク	1 1/2	71	18	3
フルーツスナック（かみごたえのある）	1	78	18	1
プルーン（生果・干し）	3	60	16	2
ダークレーズン（種なし）	テーブルスプーン2杯	54	14	1
くだもの（冷凍，砂糖なし）				
ブラックベリー	3/4 カップ	73	18	6
ブルーベリー	3/4 カップ	58	14	3
メロン（球状にくり抜いたもの）	1 カップ	57	14	1
ラズベリー	1/2 カップ	61	15	6
いちご	1 1/4 カップ	65	17	4
フルーツジュース				
アップルジュース/りんご酒	1/2 カップ	58	15	0
アプリコットネクター	1/2 カップ	70	17	0
クランアップルジュース（カクテル）	1/3 カップ	53	13	0
クランベリージュース（カクテル）	1/3 カップ	48	12	0
100％果汁ジュースバー	1	75	19	0
グレープジュース	1/3 カップ	51	13	0
生オレンジジュース	1/2 カップ	56	13	0
オレンジジュース（冷凍）	1/2 カップ	56	13	0
パイナップルジュース（缶）	1/2 カップ	70	17	0
プルーンジュース	1/3 カップ	60	15	1

お菓子と甘味食品

このグループの1人前の炭水化物量はさまざまです．脂質やカロリーの中身も一様ではありません．

お菓子	分量	カロリー	炭水化物 (g)	食物繊維 (g)
エンゼルケーキ	1/12 ケーキ	142	32	0
ブラウニー(砂糖をまぶしていない)	2 スクエア (=5 cm 角サイズ)	115	18	4.5
ケーキ（砂糖をまぶしていない）	2 スクエア	97	17	3
ケーキ（砂糖をまぶした）	2 スクエア	175	29	6.5
カップケーキ（砂糖をまぶした）	1	172	28	6
プレーンドーナツ	1	198	23	11
ドーナツ（砂糖をまぶした）	2 オンス	245	27	14
フルーツスプレッド（100％果汁）	テーブルスプーン1杯	43	11	0
ゼリー	1/2 カップ	80	19	0
ジンジャークッキー	3	87	16	2
グラノーラバー	1	133	18	5.5
グラノーラバー(無脂肪，干しブドウ，ココナッツ入りのシリアルバー)	1	140	35	0
はちみつ	テーブルスプーン1杯	64	17	0
アイスクリーム（ライト）	1/2 カップ	100	14	4
アイスクリーム(無脂肪，砂糖無添加)	1/2 カップ	90	20	0
ジャムか砂糖煮（レギュラー）	テーブルスプーン1杯	48	13	0
ゼリー（レギュラー）	テーブルスプーン1杯	52	14	0
両側をパイ生地でおおったフルーツパイ	1/6 パイ	290	43	13
パイ（パンプキンまたはカスタード）	1/8 パイ	168	19	8.5
プリン（低脂肪牛乳使用）	1/2 カップ	144	26	2.5
プリン(低脂肪牛乳使用，砂糖無添加)	1/2 カップ	90	13	2
シャーベット	1/2 カップ	132	29	2
ソルベ	1/2 カップ	130	31	0
甘いロールパンまたはデニッシュ	1 (2 1/2 オンス)	263	36	11
メープルシロップ，レギュラー	テーブルスプーン1杯	52	13	0
パンケーキ用シロップ，ライト	テーブルスプーン2杯	49	13	0
パンケーキ用シロップ，レギュラー	テーブルスプーン1杯	57	15	0
バニラワッフル	5	88	15	3
フローズンヨーグルト（無脂肪）	1/3 カップ	60	12	0
フローズンヨーグルト（無脂肪，砂糖無添加）	1/2 カップ	90	18	0

牛乳・ヨーグルト
1人前の平均の炭水化物量＝12g

牛乳，乳製品	分量	カロリー	炭水化物 (g)	総脂肪 (g)
無脂肪，超低脂肪				
バターミルク（低脂肪・無脂肪）	1カップ	99	12	2
無脂肪無糖練乳	1/2カップ	100	14	0.5
スキムミルク	1/3カップ	82	12	0
無脂肪牛乳	1カップ	86	12	0.5
牛乳，乳脂肪1％	1カップ	102	12	2.5
プレーンヨーグルト（無脂肪）	3/4カップ（6オンス）	90	13	0
ヨーグルト（無脂肪，フルーツフレーバー，人工甘味料入り）	1カップ	100	17	0
低脂肪				
牛乳，乳脂肪2％	1カップ	121	12	4.5
乳酸菌飲料	1カップ	110	12	3.5
プレーンヨーグルト（低脂肪）	3/4カップ（6オンス）	112	13	3
ヨーグルト（低脂肪，果実入り）	1カップ	253	47	3
全乳				
全乳	1カップ	150	11	8
無糖練乳（エバミルク）	1/2カップ	169	13	10
ヤギ乳	1カップ	168	11	10

肉，たんぱく質，脂質を主に含む食品

このグループのほとんどの食品（肉，魚介類，卵）は炭水化物を含みません．しかし，いくつかの食品（加工肉，豆腐，チーズ，ピーナッツバター）はほんの少し炭水化物を含みます．

	分量	カロリー	炭水化物(g)	Total fat (g)
肉				
ビーフジャーキー（ドライ，有塩）	1オンス	94	4	4
フィッシュスティック		152	13	7
スモークミートスティック	1オンス	153	15	14
テンペ（大豆を発酵させてつくったもの）	1/4カップ	83	7	3
豆腐	1/2カップ	94	2	6
チーズ				
チーズ（無脂肪）	1オンス	37	3	0
カテージチーズ	1/4カップ	35	3	0
リコッタチーズ	1/4カップ	86	3	5
アメリカンプロセスチーズ（無脂肪）	1切 3/4オンス	30	2	0
ピーナッツバター（粒入り）	テーブルスプーン1杯	94	4	8
ピーナッツバター（クリーミィ）	テーブルスプーン1杯	94	3	8

脂質

このグループの食品（マーガリン，バター，油，オリーブ油，ベーコン，ソーセージ）の多くは炭水化物を含みません．いくつかの食品（ナッツ，ドレッシング，低脂肪・無脂肪マヨネーズ，スプレッド）はほんの少しの炭水化物を含みます．

	分量	カロリー	炭水化物 (g)	総脂肪 (g)
ナッツ				
アーモンド	1オンス	165	6	15
カシュー	1オンス	161	9	13
ピーナツ	1オンス	165	5	14
ペカン	1オンス	189	5	19
かぼちゃの種	1オンス	126	15	6
クルミ	1オンス	182	5	18
ドレッシング				
ノンオイルドレッシング	テーブルスプーン1杯	20	5	0
ドレッシング（低脂肪）	テーブルスプーン2杯	80	5	6
ドレッシング（レギュラー）	テーブルスプーン1杯	64	2	6
マヨネーズ				
マヨネーズ（無脂肪）	テーブルスプーン1杯	10	2	0
マヨネーズ（低脂肪）	テーブルスプーン1杯	40	3	3

アルコール

アルコール飲料のカロリーのほとんどはアルコールによって供給されています．ほとんどのアルコール飲料は炭水化物を含みませんが，含んでいるアルコール飲料もあります．アルコールを飲むとき，血糖値の上げ下げがとてもゆるやかですので注意してください．63～65 頁のアルコール飲料の飲みかたをごらんください．

アルコール飲料	分量	炭水化物 (g)
ビール（レギュラー）	12 オンス	13*
ビール（ライト）	12 オンス	5*
ブランデー	1 1/2 オンス(1 杯)	0
リキュール（ジン，ラム，ウォッカ）	1 1/2 オンス(1 杯)	0
リキュール（カルーア，クレームドマント）	1 1/2 オンス(1 杯)	14～18*
ワイン（白）	4 オンス	1*
ワイン（赤）	4 オンス	3*

*これらは平均値です．選んだ特別なアルコール飲料の炭水化物量を栄養成分表で確認してください．栄養表示ラベルは，アルコール飲料には表示されていません．

付録2

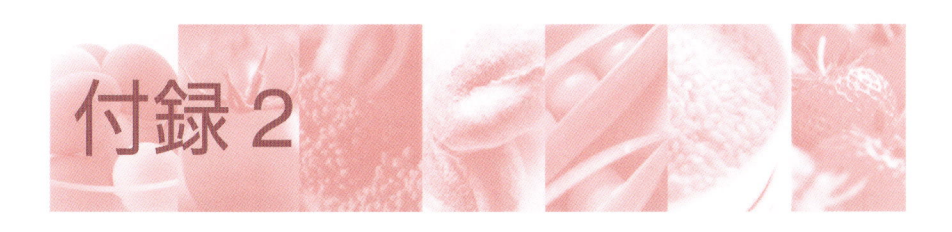

カーボカウント情報源

　今日，栄養成分表示，本，多くのインターネット情報を活用することによって，りんごからなじみのないスターフルーツまで，さまざまな文化圏の食品をカーボカウントできるようになりました．ここに利用価値が高いだけでなく，信頼がおける情報源を簡単に示します．本棚やコンピューターを埋め尽くすようなたくさんの情報源をもつ必要はありません．

　これらの情報源は次の3つのグループに分かれます．
　1．栄養成分表示のある食品
　2．栄養成分表示のない食品（生鮮食品など）
　3．レストランの食品
　このリストのなかで，必要とする情報を探してください．

1．栄養成分表示のある食品

　目の前に栄養成分表示があるなら，ぜひそれを利用しましょう．非常に便利で，正確で，最新のものだからです．しかも無料です．まずサービングサイズ（1食分）を見て，食べようとする量が同じかどうかをチェックしましょう．次に，総カーボ（g）を見てください．糖類についてはすでに総カーボに含まれているのでほとんど無視してよいでしょう．

2．栄養成分表示のない食品

　以上に示す本にはスーパーマーケットで購入できるほとんどの食品の栄養情報が掲載されています．栄養成分表示のない食品とある食品の両者についての情報が含まれていますので，表示のない食品に利用しましょう．栄養成分表示があるなら表示を利用しましょう．これらの本のいくつかにはレストランの食品も載っています．付録1にはアメリカ人がよく利用する500の食品リストがあります．

本：
・「The Diabetes Carbohydrate and Fat Gram Guide, 2nd ed.」, by LeaAnn Holzmeister, RD, CDE. アメリカ糖尿病協会，2000．

くだもの，野菜，肉類，魚介類，デザート，ブランド食品，冷凍食品などのカーボカウントを含めた多くの栄養情報が掲載されています．
- 「The Doctor's Pocket Calorie, Fat and Carbohydrates Counter」, by Allan Borushek. Family Health Publisher, 2004.
基本的な食品やブランド食品のカロリー，脂肪や炭水化物の情報が掲載されています．
- 「Calories and Carbohydrates, 15th ed.」, by Barbara Kraus. Mass Market Paperback, 2003.
くだもの，野菜，肉類，魚介類，デザート，ブランド食品，冷凍食品など 8,000 以上の食品の炭水化物量とカロリーカウントの情報が掲載されています．
- 「Bowes and Church Food Values of Portions Commonly Used, 17th ed.」, by Janet Pennington.J.P.Lippincott Company, 1998.
- 「The Corinne T.Netzer Carbohydrate Counter, 7th ed.」, by Corinne T. Netzer.Dell Publishing, 2002
くだもの，野菜，肉類，魚介類，デザート，ブランド食品，冷凍食品などのカーボカウントの情報が掲載されています．

ウエブサイト：
- www.nal.usda.gov*
基本的な食品 6,000 のデータが無料でダウンロードできる連邦政府の栄養データベースです．"Publications and Databases." に行って，"Databases." をクリック．"USDA Nutrient Databases for Standard Reference." で，"For more information." に行き，それから，"Download." をクリックします．2002 年 10 月まで，このデータベースはオンラインで利用できます．www.nal.usda.gov/fnic/foodvomp
- www.calorieking.com
- www.nutritiondata.com

*注：ediets.com, weightwatchers.com, caloriescount.com などのダイエットウエブサイトがたくさんあります．あなたのニーズにあった食事プランを見つけることができるでしょう．ただし，利用するにはほとんどの場合，会員になる必要があります．食べた食品の栄養素を計算させるサイトもたくさんあります．これらすべての情報源は，基盤となる食品リスト（USDA データベース）があり，無料でアクセスできます．そういった基になったデータを活用する方法もあります．

3．レストランの食品
ウエブサイト
- チェーン店のウエブサイトをみてみましょう．大型チェーンのレストランのウエブサイトは炭水化物を含めた栄養情報を提供しています．たとえば，www.mcdonalds.com，www.pizzahut.com などです（テーブルサービスを主体とするチェーン店の情報はありません）．詳しい説明については第10章レストランでの食事を参照してください．

本
- 「Guide to Healthy Restaurant Eating, 2nd ed.」, by Hope Warshaw, アメリカ糖尿病協会，2002．

 今日の糖尿病の栄養，食事計画，ゴールやレストランでの健康的な食事戦略についての基本を教えてくれます．炭水化物，カロリー，脂肪，脂肪割合，飽和脂肪，コレステロール，ナトリウム，食物繊維やたんぱく質などの栄養情報が1食分の量と，大手レストランチェーン55店の3,500種類のメニューとともに載っています．

- 「Eat Out, Eat Right, 2nd ed.」, by Hope Warshaw, Surrey Books, 2003．

 調理法や料理用語がわかりにくいため，ヘルシーかどうか不明なエスニック料理など20種類以上のレストランにおけるお勧めメニューや食べかたについて書かれています．食事目標に基づいた2つの食事サンプルが読者に健康的な食事についてのノウハウや実践するうえでのコツなどを示しています．

- 「Nutrition in the Fast Lane-The Fast Food Dining Guide」. Franklin Publishing Inc., 2004.

 人気チェーンレストラン54店の栄養情報が毎年更新されている小冊子です．

カーボカウントと糖尿病管理のためのPDA用のソフトウエア：
- ezManager and ezManager Plus from Animas（www.animascorp.com）．インスリン・カーボ比と身体活動量をインプットできる機能が付いた9,000の食品のデータベース．
- HealthTech.com は glucopilot, balancelog, PXNutrition info などいくつかの商品を出しています．www.healthetech.com をのぞいてみてください．
- Freestyle Tracker meter は PDA がついた機器です．血糖値の読み込み，インスリン，食品と身体活動を記録できます．もっと知りたい人は www.therasense.com/tracker（2500-food database）をのぞいてみてください．

 （データを記録することのできるコンピュータに基づいたプログラムについては第11章の112頁を参照してください）

付録3

記録用フォーム

炭水化物計算と血糖測定記録
日付：＿＿＿＿＿＿＿＿＿＿＿＿＿＿＿＿

時間／食事	投薬		食品		炭水化物量 （カーボ数/g）
	種類	量	種類	量	

日記メモ：

| 血糖値結果 ||||||||
空腹時/朝食前	朝食後	昼食前	昼食後	夕食前	夕食後	就寝前	その他

サンプル

炭水化物計算と血糖測定記録
日付：6月3日火曜日

時間／食事	投薬		食品		炭水化物量 (カーボ数/g)
	種類	量	種類	量	
6：45 a.m./ 朝食	超速効型	4単位	シュレッデッド・ウィート（アメリカ製シリアル食品） チアリアズ 牛乳 バナナ	1/2カップ 3/4カップ 1カップ 大1本	
12：30 p.m.	超速効型	5単位	サンドイッチ 　ターキー，ハム，チーズ，レタス，トマト，玉ねぎ，ピクルス，マヨネーズ プレッツェル	1 2 1/2 オンス/袋	
5：00 p.m.			りんご	大1個	
7：15 p.m./ 夕食	超速効型	7単位			
10：00 p.m.	ランタス	14単位			

日記メモ：
夕食後散歩へ行った．
戻って1時間後少し下がった（血糖値をみてください）．

血糖値結果							
空腹時/朝食前	朝食後	昼食前	昼食後	夕食前	夕食後	就寝前	その他
92/ 6:30 A.M.	179/ 9:10 A.M.						
		123/ 12:30 P.M.	89/ 2:00 P.M.				

カーボカウントデータベースをつくりましょう

　糖尿病をコントロールするために，カーボカウントをはじめたら，たくさんの食品―クラッカー，いつも選んでいるりんご，お気に入りのアイスクリーム，冷凍食品，レジピやレストランでの食事―のカーボをカウントしなければならないでしょう．これらの食品のカーボカウントを記憶しておいたり，毎回リストをみるよりもカーボカウントデータベースを作りましょう．この情報は食べるサービング数，カーボカウント，ノートをに記録するのに助かります．たとえば，特別な食品が血糖を上昇させたり（させなかったり），運動や1日のハイキングの前によいスナックであるのと同様に．

　これらの記録をノートブック，コンピューターファイル，携帯のタイマーに記録をすることができます．あなたにあったフォーマットで，便利な場所に保管しておきましょう．

カーボカウントデータベース

食品	1食分	炭水化物量	注（血糖値の効果，あなたが食後にしたこと）

例

食品	1食分	炭水化物量	注
ベーグル（ダンキンドーナツ）ライ麦パン	1	70	私が思っていた以上に炭水化物がある
おばあちゃんのアップルジュース	3/4カップ	35（レシピ分析より）	補正するためのインスリンは必要ない
ドミノチーズピザ（玉ねぎ、マッシュルーム、生地厚地タイプ）	2 14"切	45	食後約3時間に血糖値が上がる
ヘルシージンジャーチキン	1皿	59	血糖値がすぐ上がる
ラザニア	1皿	30	よい

食品データベースのチャート例

食品	私の1食分	炭水化物グラム数	血糖に影響を与えるもの	この食品/食事を次に食べるためのメモ

例

食品	私の1食分	炭水化物グラム数	血糖に影響を与えるもの	この食品/食事を次に食べるためのメモ
シリアル、レーズンブラン、小麦ブランがミックスされたもの	1カップ (それぞれ1/2カップ)	59	食後1時間値 185 mg/dl 食後2時間値 220 mg/dl	シリアルの量を減らすか速効型インスリンを増やす
マクドナルド 1/4 Sサイズのフライドポテト 牛乳	1 1 1	37 26 13 76	食後2時間値 165 mg/dl	食事が十分に補正されるように5単位の速効型インスリンを打つ

索引

糖尿病患者のためのカーボカウント完全ガイド

あ

ICR	135-136, 149
ICRを計算する	137-139, 149
Avandamet	28
アスパルト	29
アメリカ食品医薬品局	12, 76, 81
アメリカ糖尿病協会による勧告	5, 10, 13, 57, 60
アメリカ糖尿病協会による糖尿病教育プログラム	158
アメリカ糖尿病協会の「今月の食事シリーズ」	96-98
アメリカ糖尿病療養指導士協会	158
アメリカ農務省	76
アメリカ農務省オンライン栄養素データベース	43
アルコール	63-65
アルコールに対するインスリン量の調節	152
アルコールに対するカーボカウント	175
アルコールによる高血糖	64-65
アルコールによる低血糖	64
アルコールの安全な飲みかた	63-65
α-グルコシダーゼ阻害剤	28
安全な飲酒	63-65

い

イタリア料理	105-107
一価不飽和脂肪	53, 61
1食当たりのたんぱく質量	4
医療機関と相談する	5, 28-29
飲酒時のインスリン調節	152
インスリン	27-29, 146-147
インスリン1日量	148
インスリン強化療法	136
インスリンの作用	133-134
インスリン（ペン型注射器）	146
インスリンポンプ	137, 144-145
インスリンポンプとおやつ	150
インスリンポンプの記録	124-125
インスリンリスプロ	29, 47
インパクトカーボ	84

う

ウォルシュ、ジョン	145

え

栄養士からの助言を得る	157-159
栄養指導に対する保険支払い	159-160
栄養指導の費用	159-160
栄養士への相談	16-18, 23, 27, 33, 129-130
栄養成分表示中の栄養素表示	26, 42, 69, 76-87
栄養成分表示中のカロリー	77
栄養成分表示中のコレステロール	78
栄養成分表示中の砂糖	78-81
栄養成分表示中の脂質のカロリー	77
栄養成分表示中の食塩	78
栄養成分表示中の食物繊維	78-79
栄養成分表示中の総脂質量	78
栄養成分表示中の総炭水化物量	78
栄養成分表示中のたんぱく質	78
栄養成分表示中のトランス脂肪	78
栄養成分表示中のビタミンとミネラル	79
栄養成分表示中の不飽和脂肪酸	78
栄養成分表示中の飽和脂肪酸	78
栄養成分表示中の盛りつけ量	77
栄養成分表示中の容器当たりの盛りつけ量	77
栄養成分表示に示された栄養素	79, 86
栄養成分表示を読む練習	82, 85-87, 89-94
栄養素の量	4
栄養補助剤（サプリメント）	32
LDLコレステロール（悪玉コレステロール）	61

お

お菓子のカーボカウント	171
お菓子を安全に食べる	9-10
お菓子を食べるコツ	13-14

か

カーボカウント応用編	18-19, 127-147
カーボカウント基礎編	16-18
カーボカウントのための参考図書	16-18
カーボカウントのための参考資料	176-178
カーボカウントのための参考図書	176-178
カーボカウントの定義	15-23
カーボカウントの2つの方法	19-20
カーボカウントのモチベーションを維持する	160
カーボカウント用のソフトウェア	178
カーボカウントをレシピに組み込む	94-96
外食	99-107
感情の血糖値に対する影響	48-49

き

基礎インスリン	133-135
牛乳のカーボカウント	172
ギリシャ料理	105-106
記録保存	5, 25-26, 37-38, 44-48
記録保存のフォーム	179-188
記録保存の例	113-126

く

くだもの	31
くだもののカーボカウント	169-170
くだもの（乾燥）のカーボカウント	169-170
くだもの（缶詰）のカーボカウント	169
くだもの（新鮮）のカーボカウント	169
くだもの（冷凍）のカーボカウント	170
グリセミックインデックス	12-13
グリタゾンの作用	47

け

計画と行動	111-112, 113, 115, 120, 124-125
計算機の使用	149
血糖記録からインスリン・炭水化物比を割り出す	137-139, 149
血糖記録の保存	44-48, 107-126, 180-183
血糖コントロールの重要性	5-6, 24-25
血糖値の予測	1-2
血糖値を下げる簡単な方法	14
血糖の検査	46, 48
血糖の目標範囲	5
血糖変動対策	152-153

こ

穀物のカーボカウント	164-165
個人糖尿病記録の構築	13, 42, 108-126
個人糖尿病記録の例	101
個人糖尿病記録フォーム	185-188
500ルールによるインスリン・炭水化物比の計算	138-139
コレステロール	61

さ

材料表示	95-96
作用曲線	29
サラダドレッシングのカーボカウント	174

し

脂肪のカーボカウント	174
脂肪の血糖値への影響	150-151
脂肪の種類	52-54, 61
脂肪の所要量	61
脂肪の総量を計算する	62
脂肪量の計算	51-57, 60-62
脂肪を含む食品	52-53
食後血糖値	136
食事1食当たりの脂肪量	4
食事計画	24-25
食事計画の最近の進歩	27
食事計画の単調さを克服する	2
食事計画の例	17-18
食事日記	28, 37-39
食事日記からインスリン炭水化物比を計算する	137-138
食事日記の例	38, 40-41
食事の回数	28
食事前の低血糖	142-143
食習慣を監督する	39, 42
食品の選択	2-6
食物繊維	11-12
食物繊維の血糖値への影響	151
シリアル食品のカーボカウント	163-164
心臓病のリスクファクター	60-61
身体活動の血糖値への影響	48, 153-154

す

推奨１日摂取量	79-80
推奨栄養許容量	60
水溶性食物繊維	11
スターリックス	28-29, 47
ストレスに対処する	154
ストレスの血糖値に対する影響	48-49, 154
スナックの回数	28-32
スナックのコツ	30-32
スナック時のインスリン使用	150
スルホニルウレア	28
スルホニルウレアの作用	47

せ

セルフアセスメント	127-128
善玉コレステロール（HDL）	61
1800ルールで高血糖を是正する	139-140
1800ルールによるインスリン感受性の計算	139-140
1800ルールによるインスリン感受性の評価	139-140

た

体調不良の血糖値への影響	48-49
多価不飽和脂肪酸	53, 61
短時間作用型インスリン	133
炭水化物	4-10
炭水化物のグラム数を計算する	19-20
炭水化物の正味量	84-85
炭水化物の所要量	10, 26, 44
炭水化物の摂取	6, 20-23
炭水化物量を計算するメリット	1-14
炭水化物を含む食品	3-4, 39, 163-175
炭水化物を含むスナック	31-32
たんぱく質の計算	51-60
たんぱく質の血糖値への影響	54-55, 150-151
たんぱく質の必要所要量	60
たんぱく質を含む食物	52
たんぱく質を含むスナック	31-32

ち

チーズのカーボカウント	173
チアゾリジン薬	28
中華料理	105-106
中間型インスリン	133

注射器	146
注射針	147
昼食	28
中性脂肪レベル	61
長時間作用型インスリン	133
朝食	1-2, 28
超速効型インスリン	29, 47, 133, 149
調理済み食品	88-89

て

DCCT研究	15
D-フェニルアラニン	28, 47
低カロリー甘味料	81-83
低血糖と薬物療法の関係	27-28
低血糖の原因	33
低血糖の症状	34
低血糖の対処	35
低血糖の予防	34-35
低炭水化物ダイエット	6-8
デテミル	133
でんぷんのカーボカウント	163-166
でんぷんの多い野菜のカーボカウント	165-166

と

糖尿病患者向けスナック	32-33
糖尿病性腎症	57, 60
糖尿病治療薬	47
糖尿病治療薬と低血糖	28
糖尿病治療薬の記録保存	46
糖尿病治療薬の最近の進歩	28
糖尿病治療薬の歴史	27
糖尿病治療薬薬用量の調整	18-19, 126
糖尿病治療薬を記録する	18-19
糖尿病療養指導士の見つけかた	157-159
糖分の多い食品のカーボカウント	171
糖分の簡単な減らしかた	14
糖分の摂取	8-10
投薬計画	28-30
登録栄養士の探しかた	157-159
トランス脂肪酸	54

な

ナッツのカーボカウント	174
ナテグリニド	28-29, 47
生肉と調理済みの肉	73, 103

に
肉のカーボカウント	173
肉の盛りつけ量	60
日本料理	105-106
妊娠	6

の
ノボログ	29
ノンシュガー食品	83-84

は
パスタのカーボカウント	165
パターンマネージメント	108-126
パターンを見つける	110, 113-115, 120-121
針	147
パンのカーボカウント	163

ひ
ピザの血糖値への影響	59, 150
非常事態の血糖値への影響	48-49
肥満	73-75
ヒューマログ（超速効型インスリン）	29

ふ
不溶性食物繊維	11-12
プランディン	28-29
フルーツジュース	31
フルーツジュースのカーボカウント	170

へ
ヘモグロビン A_{1C}	5-6
ヘモグロビン A_{1C} の目標範囲	5
便利な食べもの	88-98

ほ
ボーラスインスリン	135
飽和脂肪酸	53-62
飽和脂肪酸に伴うリスク	60-62
ポリオール	81-82
ポランスキー，ウィリアム	160

ま
豆類（乾燥）に対するカーボカウンティング	165
マヨネーズのカーボカウント	174

む
無カロリー甘味料	81-84
無自覚性低血糖	35

め
メキシコ料理	105-106
メグリチニド	28
メグリチニドの作用機序	47
メディケア・メディケイドにおける栄養指導の保険請求	159-160
メトホルミン	28, 47

も
燃え尽き症候群	160
盛りつけの計量	5, 67-73
盛りつけの計量のコツ	70-73
盛りつけ量	4-5, 20-23, 66-75
盛りつけ量の測定	5, 25-26, 67-70

や
野菜のカーボカウント	167-168

ゆ
USDAのオンライン栄養素データベース	43

ら
ラパグリニド	28-29, 47
ランタス	124, 133

り
リスクファクター	60-62

れ
レストランでの食事	99-107
レストランでの食事のカーボカウント	100-103
レストランでの食事の記録	99-100
レストランでの食事の記録保存	99-100
レストランでの食事のコツ	103-104
レストランでの昼食	104-107

**糖尿病患者のための
カーボカウント完全ガイド**

ISBN978-4-263-25505-6

2007年9月20日　第1版第1刷発行　　　日本語版翻訳出版権所有
2016年5月20日　第1版第5刷発行

監訳者　坂根　直樹
　　　　佐野　喜子
発行者　大畑　秀穂
発行所　**医歯薬出版株式会社**
〒113-8612　東京都文京区本駒込1-7-10
TEL. (03) 5395－7617(編集)・7616(販売)
FAX. (03) 5395－7609(編集)・8563(販売)
https://www.ishiyaku.co.jp/
郵便振替番号　00190-5-13816

乱丁，落丁の際はお取り替えいたします．　　　印刷・あづま堂印刷／製本・明光社
Ⓒ Ishiyaku Publishers, Inc., 2007. Printed in Japan

本書の複製権・翻訳権・翻案権・上映権・譲渡権・貸与権・公衆送信権(送信可能化権を含む)・口述権は，医歯薬出版(株)が保有します．
本書を無断で複製する行為(コピー，スキャン，デジタルデータ化など)は，「私的使用のための複製」などの著作権法上の限られた例外を除き禁じられています．また私的使用に該当する場合であっても，請負業者等の第三者に依頼し上記の行為を行うことは違法となります．

JCOPY ＜(社)出版者著作権管理機構　委託出版物＞
本書をコピーやスキャン等により複製される場合は，そのつど事前に(社)出版者著作権管理機構(電話 03-3513-6969, FAX 03-3513-6979, e-mail：info@jcopy.or.jp)の許諾を得てください．

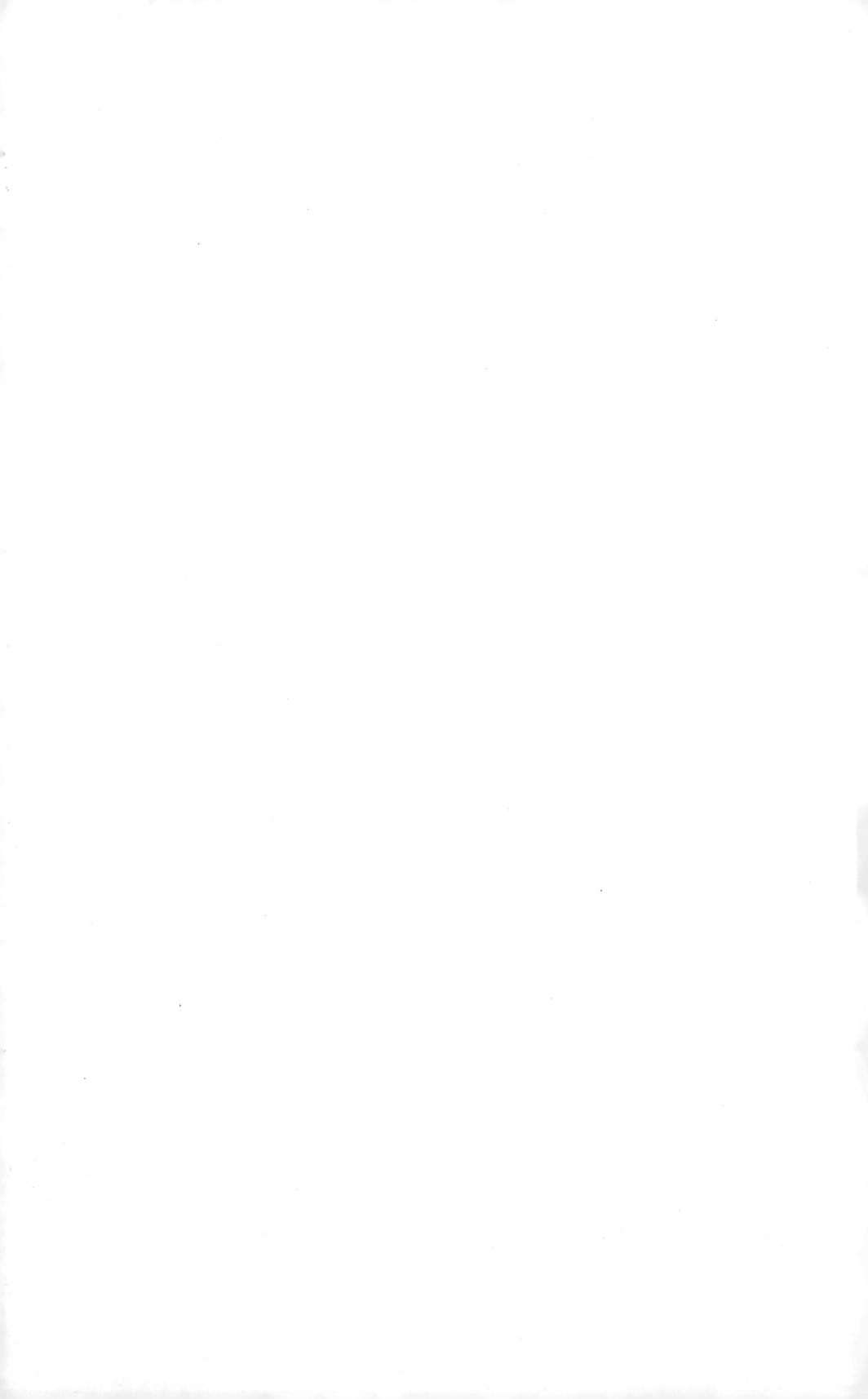